YOGA

Neue Lebensenergie und Harmonie

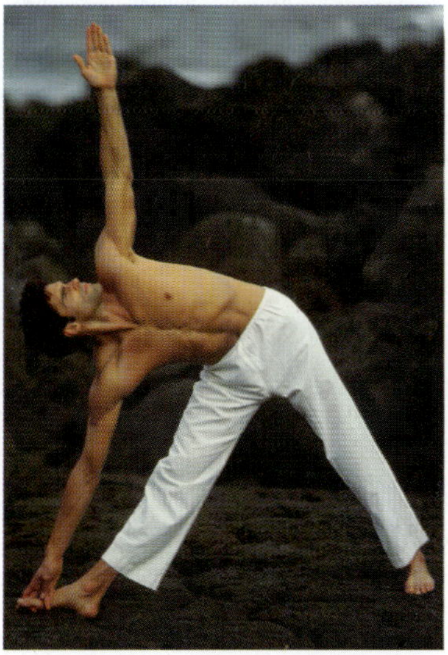

Wichtiger Hinweis:

Dieses Buch wurde nach dem aktuellen Wissensstand sorgfältig erarbeitet.
Dennoch erfolgen alle Angaben ohne Gewähr.
Der Verlag haftet nicht für eventuelle Nachteile und Schäden, die aus den im Buch gemachten praktischen Hinweisen resultieren.
Die in diesem Buch enthaltenen Ratschläge ersetzen nicht die Untersuchung und Betreuung durch einen Arzt. Vor Durchführung einer Selbstbehandlung sollte ein Arzt konsultiert werden, insbesondere wenn Sie an Gesundheitsbeschwerden leiden, regelmäßig Medikamente zu sich nehmen oder schwanger sind.

Bildquellennachweis:

AKG, Berlin: 10
Getty Images Bavaria, München: 7, 11, 13, 40
Getty Images Photodisc, München: 109, 111
jump, Hamburg: 1, 6, 9, 15, 16, 17, 32, 33, 36, 37, 38, 39, 41, 42, 44, 45, 46, 47, 49, 51, 52, 53, 57, 59, 62, 64, 65, 69, 70, 71, 73, 75, 76, 77, 79, 80, 81, 83, 84, 85, 86, 88, 89, 90, 92, 94, 95, 96, 97, 98, 99, 101, 103, 104, 105, 107, 108, Miniaturen 10–31 und 50–111
MEV, Augsburg: 5, 8, 12, 18, 19, 20, 21, 22, 23, 24, 25, 26, 27, 28, 29, 30, 31, 35 (2), 43, 68, Miniaturen 5–9, 32–49 und 112

Umschlagabbildungen: jump, Hamburg

Gesamtherstellung: Naumann & Göbel Verlagsgesellschaft mbH

ISBN 3-625-10837-2

www.naumann-goebel.de

INHALT

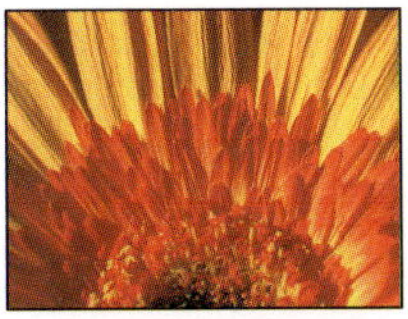

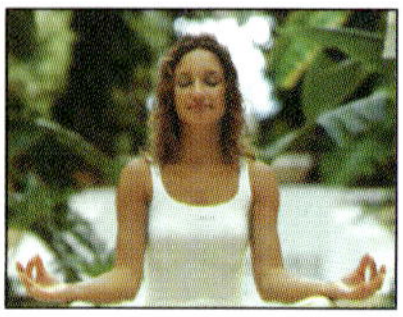

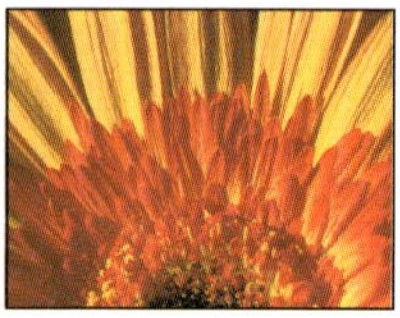

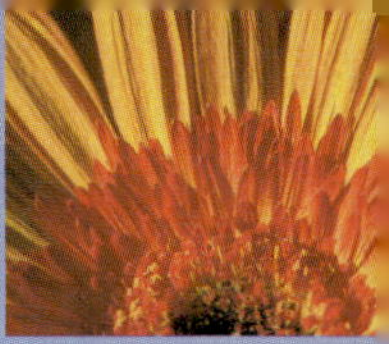

VORWORT

Haben wir Angst, verspannt sich unser Körper. Plagen uns Zweifel, dann sind wir kraftlos und fühlen uns wie gelähmt. So manche Ereignisse sind schwer zu verdauen und liegen uns ebenso schwer im Magen. Während in der westlichen Welt Mediziner und Psychologen erst in der Moderne zu der Erkenntnis gelangt sind, dass die meisten Störungen unseres Wohlbefindens sowie zahlreiche Krankheiten psychosomatischen Ursprungs sind, war dieses Wissens in Indien schon vor Jahrtausenden bekannt. Für die alten Meister des Yoga war in der Psyche nicht nur die Grundlage für alles zu finden, was unser Wohlbefinden stört – für sie stand auch fest, dass wirkliche Zufriedenheit, innere Kraft und Freude ebenfalls im Kopf beginnen. Der Körper ist nach der Yoga-Lehre nichts

Die Kunst des Yoga ist das älteste uns überlieferte Bewegungstraining zur Entspannung, Vitalisierung und Energetisierung von Körper, Seele und Geist. Erleben Sie, wie Ihr Körper durch das Yoga zu Dynamik und Leichtigkeit zurückgeführt wird.

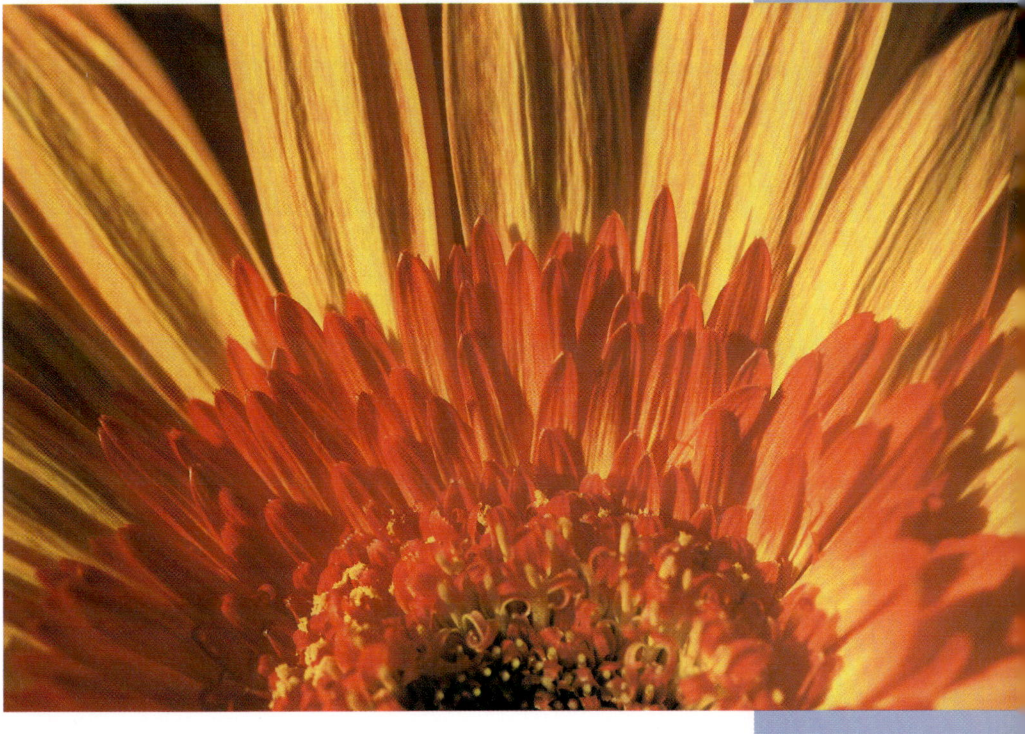

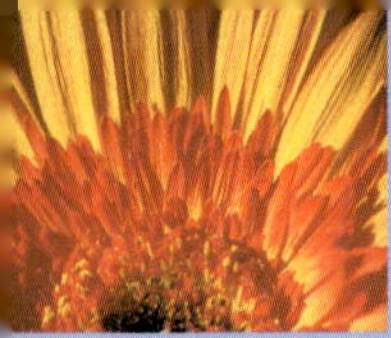

anderes als ein Spiegel der menschlichen Geistes- und Gemütsverfassung. Umgekehrt wirken sich bestimmte Körper- und Atemübungen positiv auf die körperliche Verfassung und die Stimmung aus – und genau hier setzt Yoga an: Körperliche und seelische Verspannungen lösen sich, und der Weg zu Ruhe, Gelassenheit und Selbstsicherheit steht offen. Kaum etwas eignet sich so gut wie Yoga, um den alltäglichen Stress abzubauen und die vielen, häufig schweren Folgen unserer mittlerweile recht unnatürlichen Lebensweise auszugleichen.

Dieses Buch soll Ihnen als leicht zugängliches Handbuch dienen, das einen dauerhaften Platz in Ihrem Leben einnimmt. Es erläutert die Grundelemente des Yoga und begleitet Sie durch eine umfassende Reihe von Übungen. Obwohl sich das Übungsprogramm zunächst an den Anfänger richtet, sind eine ganze Reihe von Übungen für

Yoga ist nicht einfach eine spezielle Gymnastik, sondern eine hochentwickelte Lehre vom Leben. Ihr Ziel ist die Fitness von Körper, Geist und Seele. Mithilfe spezieller Bewegungsabläufe und Yogahaltungen lassen sich Beweglichkeit, Kraft und Energie gewinnen.

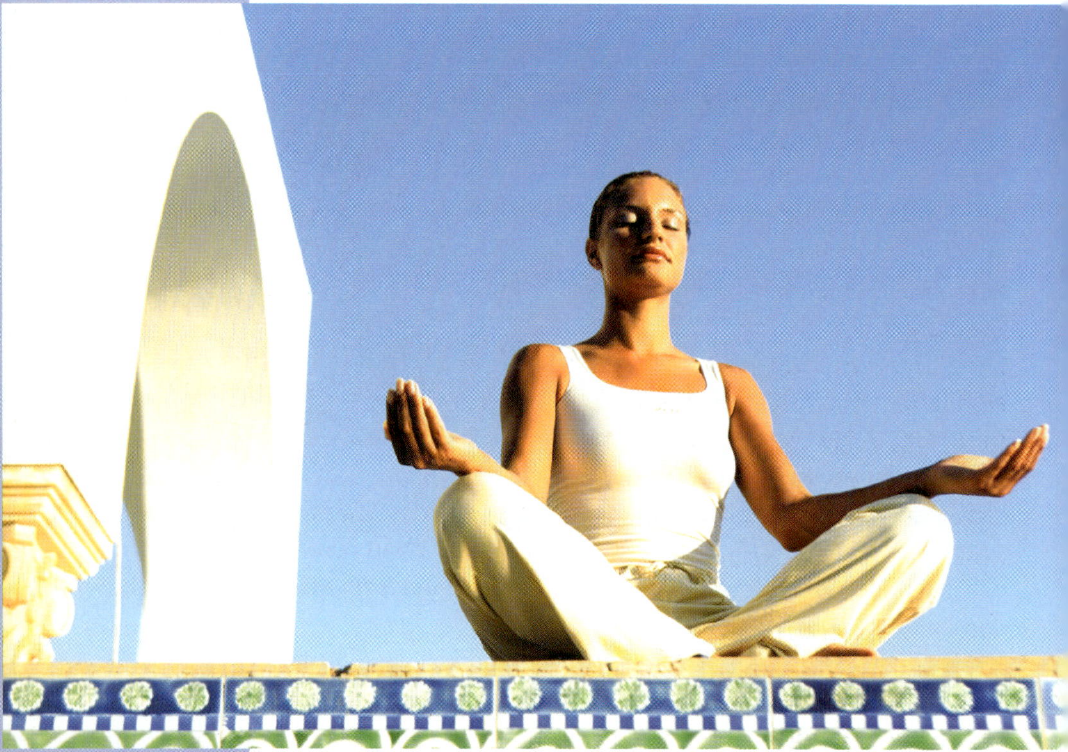

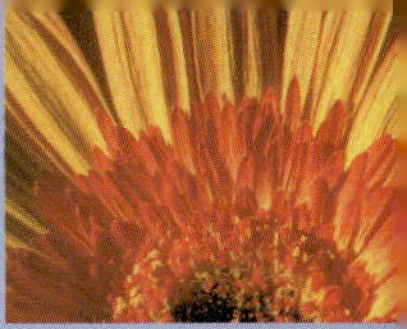

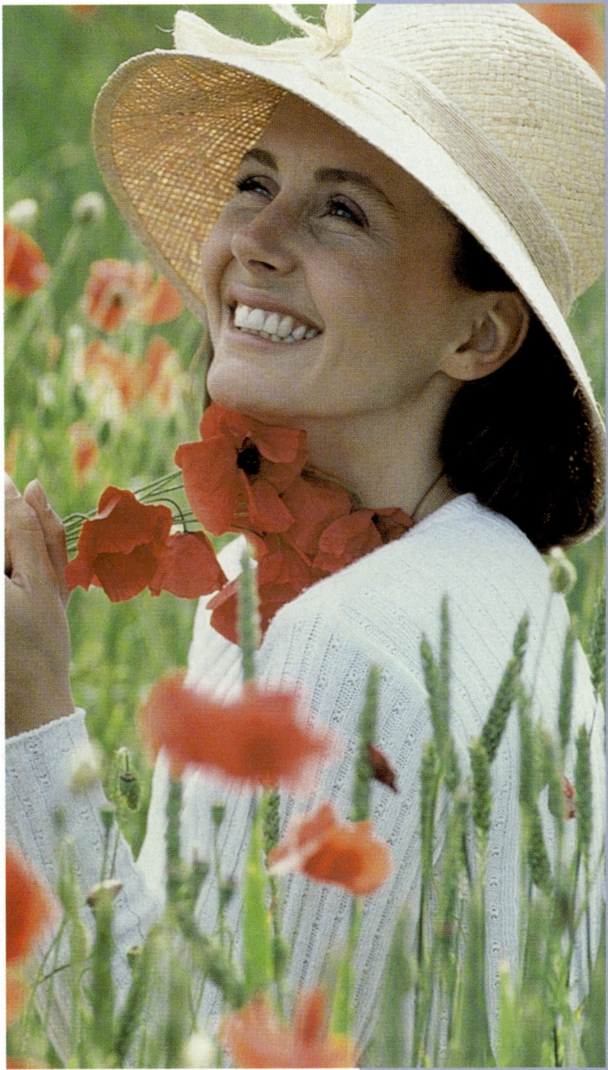

Fortgeschrittene hinzugefügt, so dass Sie sich im Laufe der Zeit höhere Ziele setzen können.
Wahrscheinlich werden Sie feststellen, dass Ihnen einige Übungen eher liegen als andere. Das ist ganz normal. Yoga ist eine sehr persönliche Erfahrung. Hören Sie auf Ihren Körper und brechen Sie eine Übung ab, sobald sie Ihnen Schmerzen oder allzu große Schwierigkeiten bereitet – jedoch sollten Sie Acht geben, dass Sie echte Probleme nicht mit einfachen Anfangsschwierigkeiten verwechseln. Es kann sein, dass eine bestimmte Übung zu einem bestimmten Zeitpunkt nicht das Richtige für Sie ist: Sie können diese ja ein andermal machen oder auf eine einfachere Übung zurückgreifen.
Die Übungen dieses Buches sind gut verständlich, logisch und leicht zu behalten, so dass es Ihnen keine Schwierigkeiten bereiten sollte, Yoga-Übungen wie das Zähneputzen zu einem täglichen Bestandteil Ihres Lebens werden zu lassen und gleichzeitig Ihr Körperbewusstsein von Tag zu Tag zu verbessern.
Zu Beginn des Buches wird erläutert, was Yoga bedeutet, woher es stammt und wie es zu einer umfassenden seelischen und körperlichen Trainingsform wird. Die richtige,

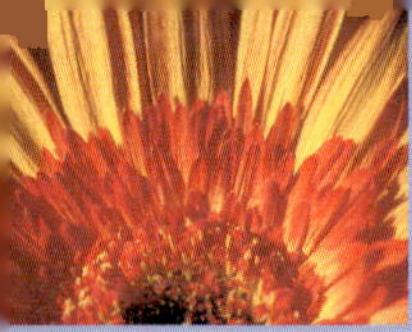

d. h. natürliche Atmung ist ein wichtiger Bestandteil des Yoga, daher sollten Sie jede Übungssitzung mit Atemübungen, *pranayama,* beginnen, von denen wir einige vorstellen werden. Sie werden lernen, Ihren Atem auf eine Weise zu steuern, die Ihren gesamten Körper stärkt. Es folgen bekannte und effektive Yoga-Übungen, *asanas,* die mit ihren anschaulichen Erklärungen leicht nachzumachen sind. Wählen Sie ein Übungsprogramm aus den Vorschlägen am Ende des Buches oder stellen Sie Ihr persönliches Programm zusammen. Achten Sie dabei auf Ausgewogenheit, denn jede Yoga-Übung hat eine bestimmte Wirkung auf Körper und Seele.

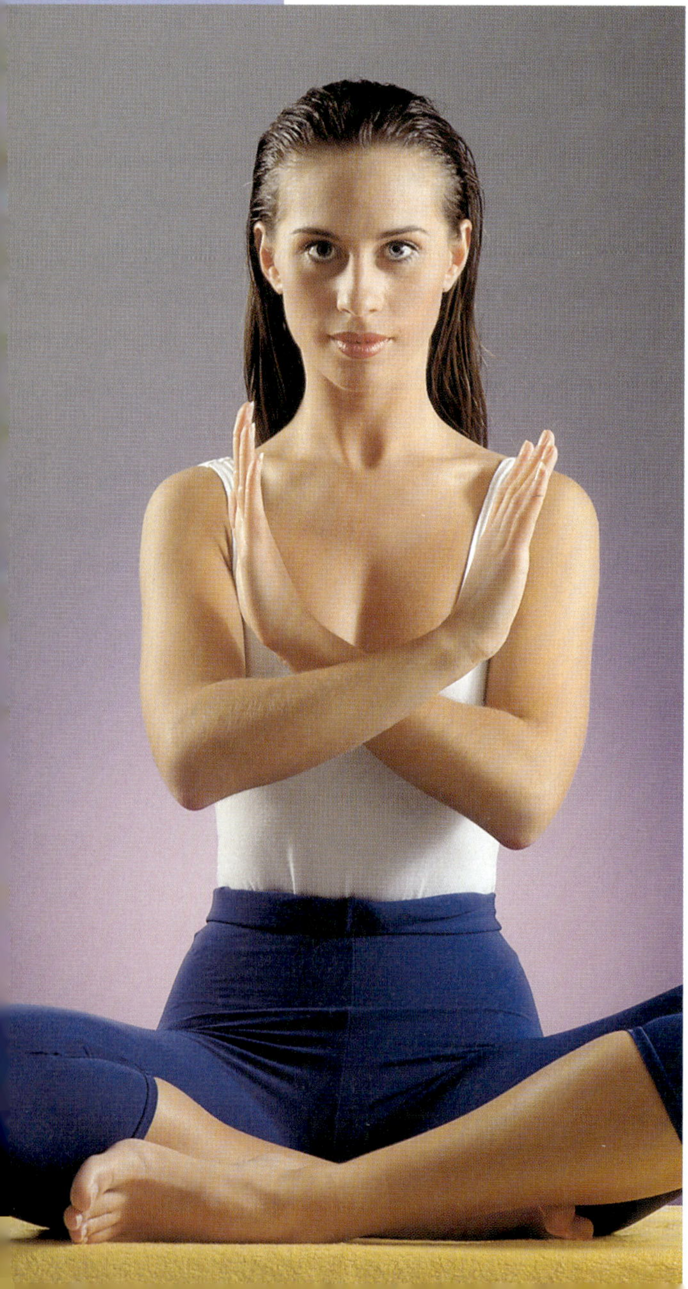

Wenn Ihnen Yoga ganz neu ist, dann werden Ihnen die Übungen dieses Buches anders vorkommen als die Gymnastik, die Ihnen vielleicht bisher geläufig war.

Zunächst einmal besteht Yoga aus einer Serie von Übungen, die fließend und ohne Unterbrechungen durchgeführt werden. Während normale Gymnastik normalerweise aus Sequenzen besteht – Sie machen eine Übung 12-mal, pausieren dann und

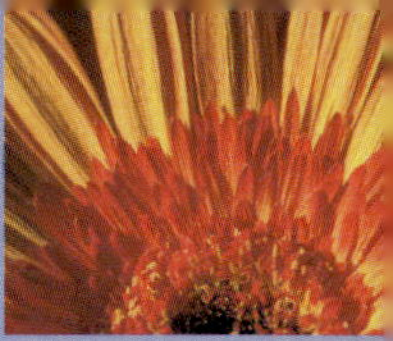

beginnen mit einer neuen Übung –, ersparen Sie sich beim Yoga die häufigen und oft eintönigen Wiederholungen. Yoga betrachtet den Körper als Ganzheit.
Ein weiteres Merkmal ist, dass beim Yoga volle Konzentration verlangt wird, die eine Verbindung von Körper und Geist herbeiführt. Nicht, dass Sie bei konventioneller Gymnastik nicht zu denken bräuchten; jedoch erzielen Sie im Yoga die besten Ergebnisse tatsächlich dann, wenn Sie Ihre volle Konzentration und Aufmerksamkeit auf die Übungen richten. Wenn der Trubel des Alltags Sie zu überwältigen droht, kann die Konzentration wie eine Meditation wirken, die Sie auf wohltuende Weise beruhigt und Ihnen einen klareren Blick auf die Dinge erlaubt. Es ist diese totale, auf die kleinsten Details der Körperhaltung gerichtete Konzentration und Aufmerksamkeit, die Yoga so einzigartig und befriedigend macht.

Im Grunde hat Yoga für jeden etwas zu bieten, egal wie alt Sie sind oder auf welchem Fitnesslevel Sie sich befinden.

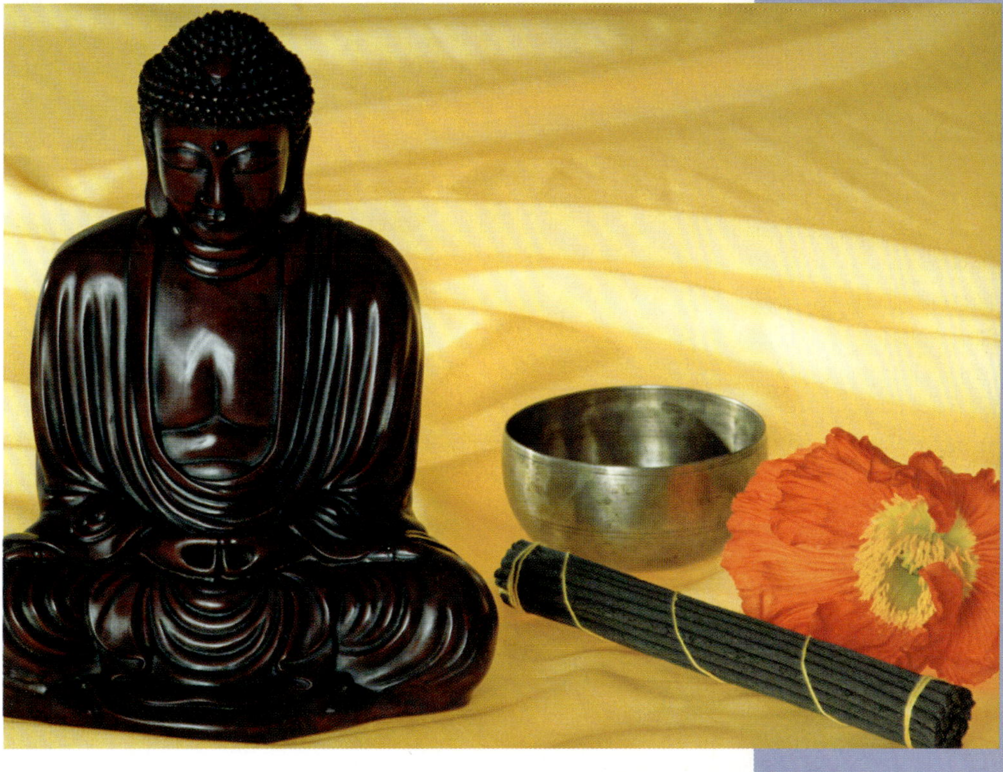

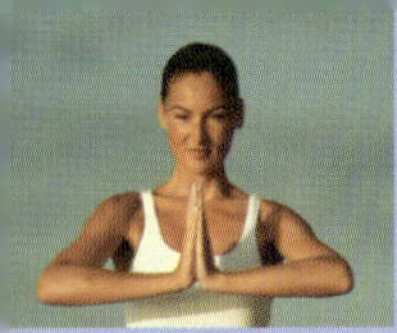

WAS IST YOGA?

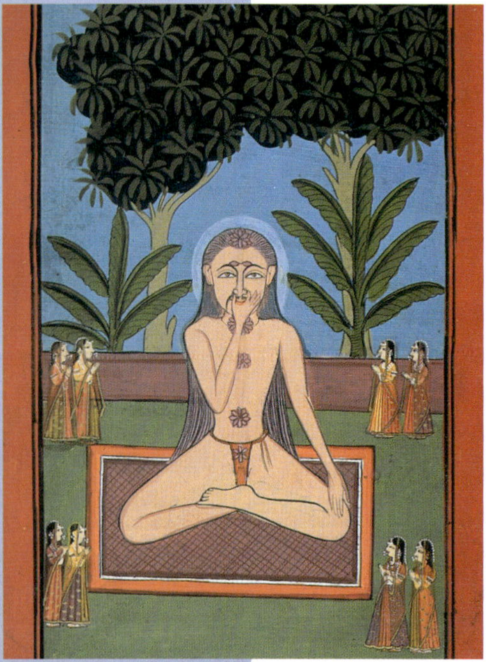

Aus den ursprünglichen Lehrsätzen entwickelten sich im Laufe der Zeit verschiedene Yoga-Schulen, die heute gleichberechtigt nebeneinander bestehen. In den meisten Schulen werden einzelne Aspekte des Yoga vertieft: im Hatha-Yoga die Körperarbeit, im Raya-Yoga die Meditation oder im Karma-Yoga das »selbstlose Handeln im Dienen«.

Yoga entstand vor über 5000 Jahren und ist die wohl älteste Lehre vom Leben. Sie stammt aus Indien und geht auf die Zeit der frühen Waldbewohner, die als *rishis* bezeichnet wurden und als Weise im Indus-Tal lebten, zurück. Sie beobachteten die Natur und entwickelten Übungen und Stellungen, die den Menschen in Einklang mit sich selbst bringen und ein Gleichgewicht zwischen den Energien von Körper, Seele und Geist herstellen.

Nach der Yoga-Lehre ist dieses Gleichgewicht der körperlichen, seelischen und geistigen Energien des Menschen gleichbedeutend mit Gesundheit; eine entsprechende Disharmonie dagegen bedeutet Krankheit. Im Zustand der Harmonie kann sich der Mensch auf der Suche nach dem ewigen Moment in der Gegenwart besser verankern.

Diese Lehre vom Leben – Yoga – soll hier bewusst sehr vereinfacht dargestellt werden. Festzuhalten ist, dass Yoga schon vor Jahrtausenden praktiziert wurde. Etwa um 400 v. Chr. verfasste der indische Gelehrte und Philosoph Patanjali ein umfangreiches Regelwerk, das *Yogasutra*, in dem er Yoga als philosophisch-religiöses System darstellt und eine umfangreiche Anleitung zur Meditation gibt. Das *Yogasutra* besteht aus 195 einzelnen Lehrsätzen, auch als Sutren bezeichnet.

Prinzipiell lassen sich acht verschiedene Aspekte – auch »Wege« – des Yoga erkennen, auf die wir im folgenden Kapitel (Seite 18 ff.) ausführlich eingehen werden. Sie setzen sich zusammen aus Verhaltensregeln, Selbstdisziplin,

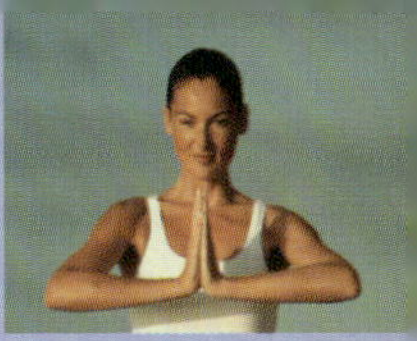

Körperhaltung, Atemführung, Sinnesbeherrschung, Konzentration, Meditation und Entspannung bzw. Erleuchtung.

Yoga gegen Stress

Yoga ist eine ganzheitliche Philosophie. Die Körperübungen, so genannte *asanas*, nehmen den gesamten Menschen in Anspruch und wirken umgekehrt auch auf ihn als Gesamtheit, das heißt auf Körper, Geist und Seele.
Die positiven Effekte eines regelmäßigen Yoga-Trainings machen sich somit äußerlich als auch innerlich bemerkbar: Ihr ganzer Körper wird beweglicher und stabiler, denn die Muskeln sind kräftiger als zuvor. Sie fühlen sich weniger schlapp, weil Yoga auch ein hervorragendes Kreislauftraining ist.

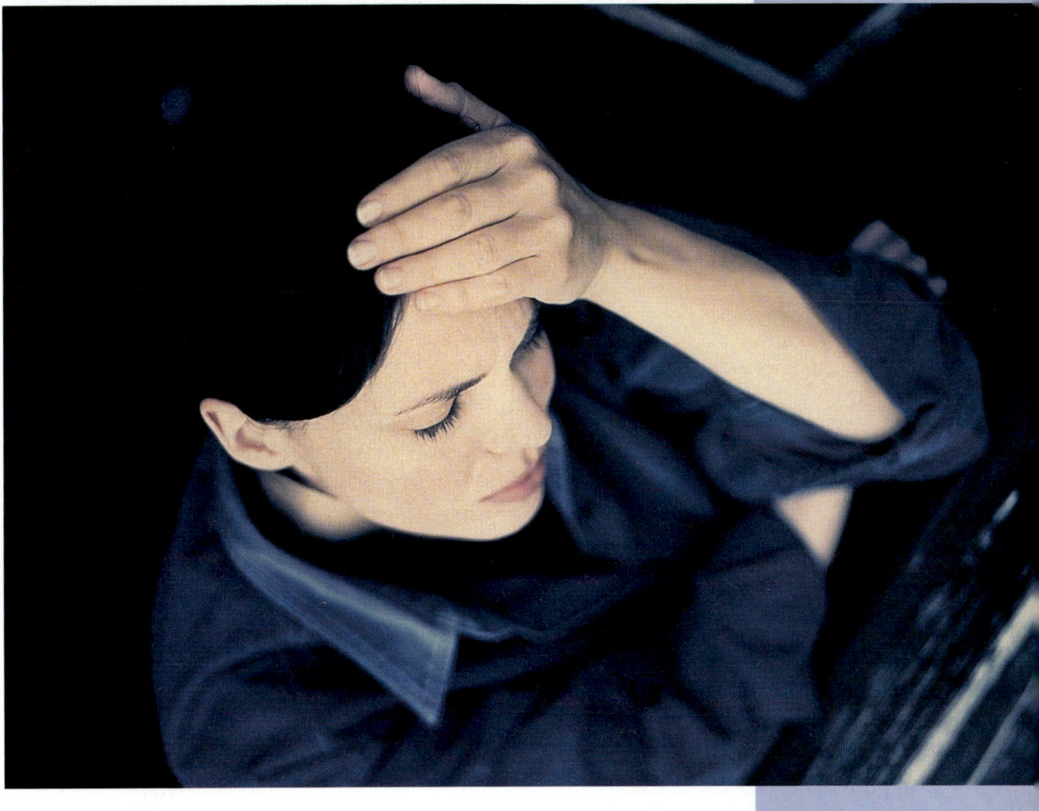

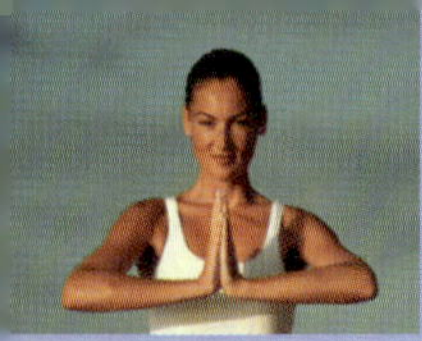

Weniger müde und ausgepowert zu sein, schont auch die Nerven. Sie sind seltener nervös und fühlen sich zufriedener. Auch die inneren Organe werden durch viele Körperübungen besser durchblutet, was wiederum den gesamten Körper in Schwung hält.

Sie lernen, gesünder und effektiver zu atmen, führen Ihrem Körper somit mehr Sauerstoff zu, was Ihnen auch der Kopf danken wird: Sie können sich viel besser und anhaltender konzentrieren. Sie finden innere Ruhe und einen intensiven Kontakt mit sich selbst.

Und ist es nicht genau das, was wir in der hektischen und schnelllebigen Zeit unseres modernen Lebens tatsächlich am nötigsten brauchen? Das Leben stellt uns vor immer größere Unwägbarkeiten, die mit zahlreichen Stressauslösern verbunden sind: Erfolgszwang, Zeitdruck, Lärm, Hektik, Überforderung, finanzieller Druck usw. Die Folgen sind uns hinlänglich bekannt: Wir leiden an einer Vielzahl körperlicher Beschwerden wie Herz-Kreislauf-Erkrankungen, Durchfall, Kopfschmerzen oder Magen-Darm-Beschwerden, die allesamt psychosomatischen Ursprungs sind.

Mit Yoga dagegen können Sie sich vor diesen Folgen schützen, indem Sie dem Alltag gestärkt gegenüber stehen.

Yoga für die Schönheit

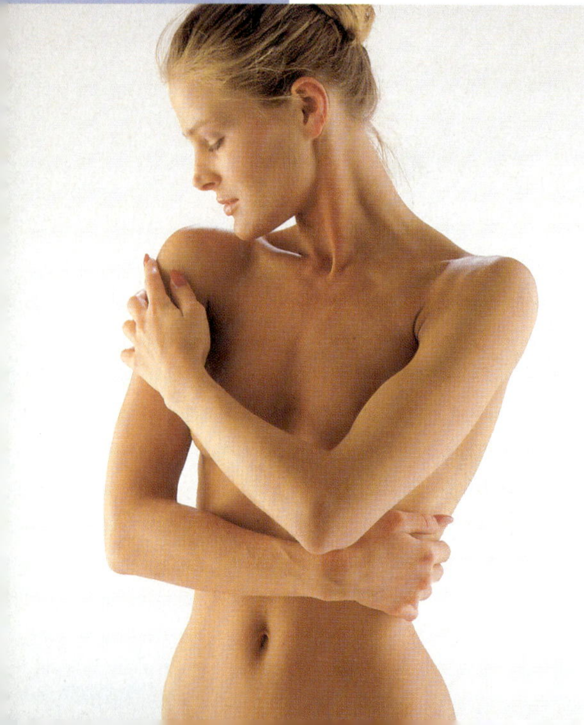

Yoga soll sichtbar machen, was der Körper für ein Wunderwerk ist. Regelmäßiges Training fördert Geschmeidigkeit, Kraft und innere Ruhe. Das Idealbild der alten Yoga-Meister ist ein Körper, der nicht zu dick, aber auch nicht zu dünn ist, der kraftvoll ist, ohne allzu muskulös zu sein – hier finden wir das moderne Bodyshaping wieder. Die alten indischen Texte beschreiben einen schönen Körper mit strahlender Haut, leuchtenden Augen, schlanker Taille und geschmeidigen Gliedmaßen. Um dieses Ziel zu erreichen, wurden

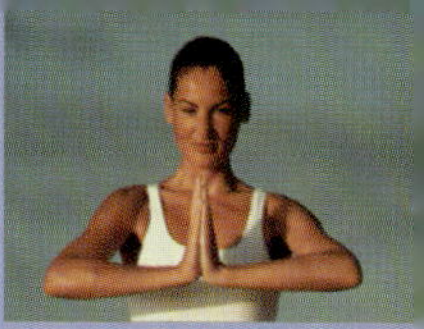

Reinigungsübungen für den Magen und den Darm erdacht, die den Organismus entlasten, wenn man zu viel Gewicht mit sich herumschleppt, sich schwer und müde fühlt. Zahlreiche Übungen regen die Verdauung und den Stoffwechsel an, damit das Innere des Menschen in Schwung und Bewegung bleibt. Andere Übungen stärken den Rücken, unterstützen die Entwicklung von schlanken und kräftigen Muskeln, die dem Körper Halt und vor allem Haltung geben.

Yoga zur Heilung und Gesunderhaltung

Das Endziel des Yoga ist die Erleuchtung und zugleich die endgültige Heilung. Bevor der Zustand der Erleuchtung erreicht wird, ist nach der traditionellen Yoga-Lehre keiner wirklich heil, wirklich gesund. Vollkommene Gesundheit kann nur durch eine Optimierung der Lebensenergie erreicht werden. Jede Yoga-Übung wirkt auf verschiedene Organe und Körperteile und hat unterschiedliche Auswirkungen, und zwar sowohl auf die körperliche als auch auf die geistige und schwerer fassbare Dimension, die jedoch die Essenz des Yoga ausmacht.

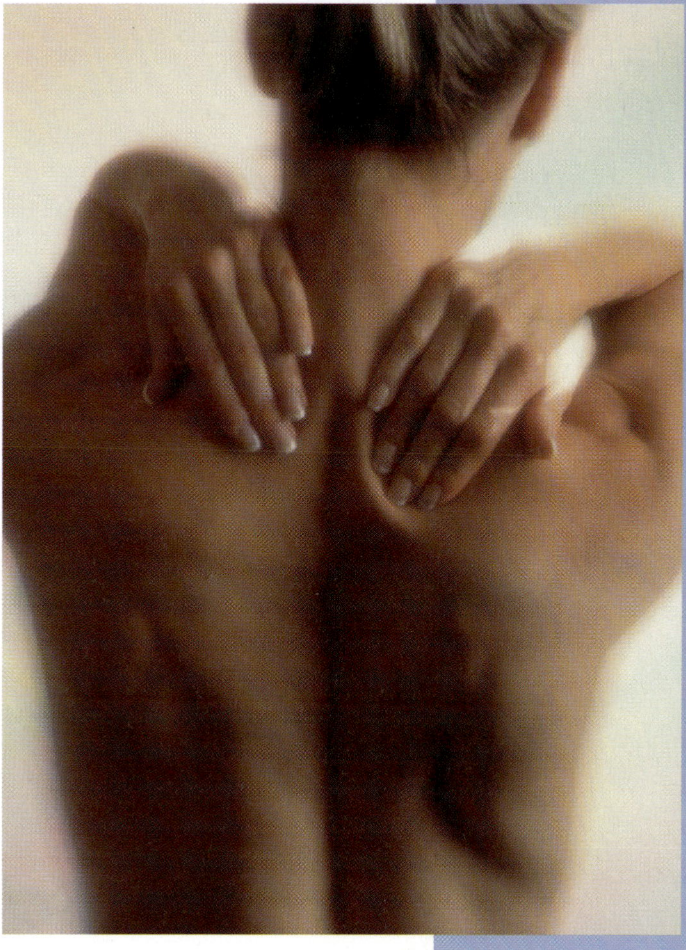

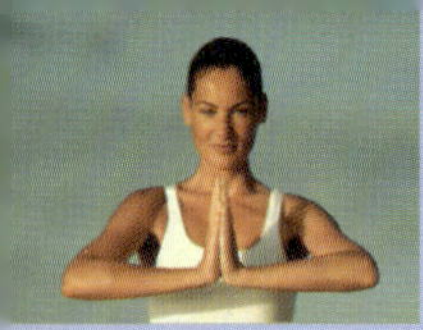

Ein nicht gebrauchter Muskel beispielsweise verliert schnell an Kraft, er wird dünner und schwächer. Wenig benutzte Gelenke verlieren leicht ihre Beweglichkeit. Alte Menschen sind deshalb in ihrem Körper eingeschlossen und können sich selbst kaum noch bewegen.
Durch regelmäßiges Yoga-Training aber bleibt die Flexibilität des Körpers erhalten, die Muskeln werden gestärkt und arbeiten besser zusammen. Verschiedene Yoga-Übungen haben dabei verschiedene Wirkungen, die wir im Folgenden kurz skizzieren möchten:

Die Übungen unterscheiden sich in ihrer Wirkung auf die einzelnen Körperteile. Darum ist ein ausgewogenes Programm wichtig, denn der gesamte Körper und der ganze Mensch, also Körper, Seele und Geist, sollen durch Yoga stimuliert werden.

Übungen im Stehen wirken stärkend auf
- Beinmuskeln
- Beckenmuskeln
- Wirbelsäule
- Gleichgewichtssinn
- Körperhaltung

Übungen im Sitzen wirken stärkend auf
- Wirbelsäule
- Verdauungsorgane
- Lungen
- Entspannung
- Konzentrationsfähigkeit

Übungen im Liegen wirken stärkend auf
- Bauchmuskulatur
- Rückenmuskulatur
- Ausdauer
- Durchsetzungskraft

Nach hinten beugende Übungen wirken stärkend auf
- Wirbelsäule
- Nacken
- Brust- und Schultermuskulatur
- Atemmuskulatur
- Schilddrüse

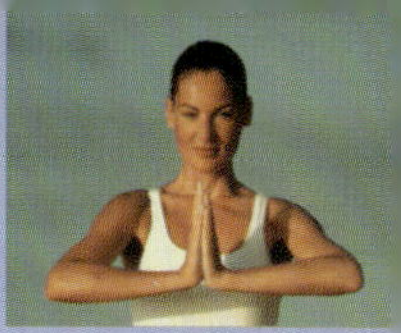

- Leber
- Niere
- Körperhaltung

Nach vorne beugende Übungen wirken stärkend auf
- Rückenmuskeln
- Blutkreislauf
- Beine
- Bauchorgane
- Lymphsystem

Übungen mit Drehungen wirken stärkend auf
- Rückenmuskulatur
- Brustmuskulatur
- Nerven
- Verdauungsorgane
- Lymphsystem

Kreislauf und Gewebe

Bei einigen Yoga-Übungen entsteht durch die Bewegung der Muskeln und durch die veränderte Position der Knochen zueinander ein erhöhter Druck auf bestimmte Organe, der eine sehr intensive innere Massage bewirkt. Dadurch werden Muskeln und Gelenke von Ablagerungen gereinigt. Die Arbeit aller Verdauungsorgane wird gefördert. Besonders wichtig ist diese innere Massage auch für das Lymph- und Venensystem, da beide vom Druck und der Bewegung

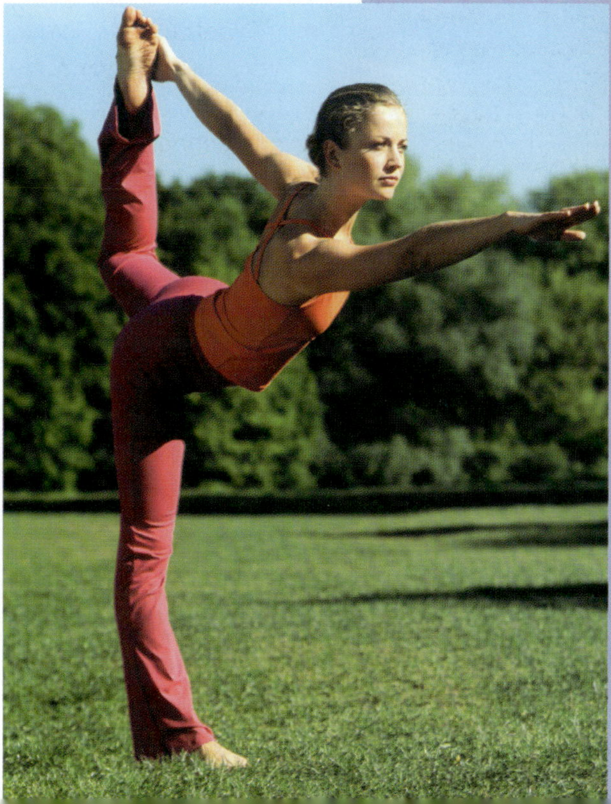

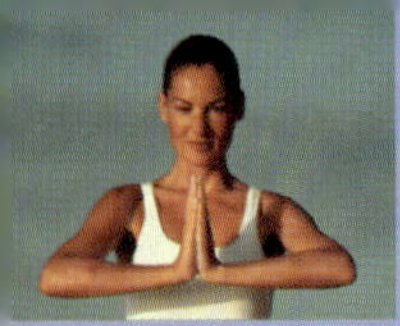

Eine Ruhepause – gerade nach anstrengenden Üungen – ist unbedingt einzuhalten.

von außen abhängig sind, um ihre Flüssigkeiten zu transportieren. Daher gibt es zahlreiche Übungsreihen, die speziell diesen Bereichen gewidmet sind. Halten Sie sich stets an eine ausgedehnte Ruhepause nach den Yoga-Übungen, damit die Reinigungsorgane des Körpers – Niere, Haut, Lunge und Darm – die freigesetzten Abfallstoffe in aller Ruhe verarbeiten können. Trinken Sie auch reichlich Wasser, um die Funktion der Nieren zu unterstützen.

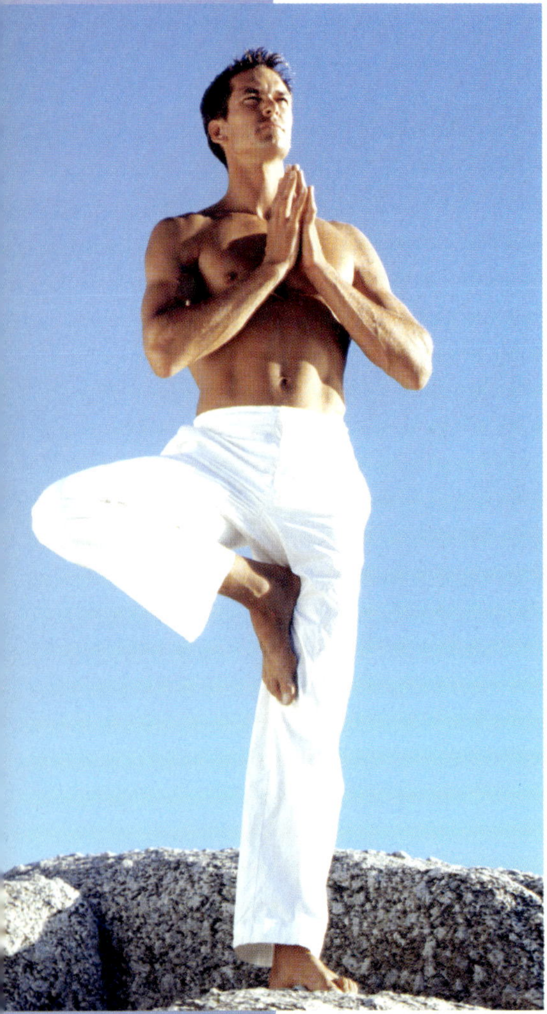

Muskeln als Energieträger

Will man sich über die Wirkungsweise des Yoga ein Bild machen, sollte man sich am besten vorstellen, dass die Muskeln durch ihre ständige Bewegung einen Energiefluss erzeugen, der nicht nur sie selbst stärkt, sondern auch die tiefer liegenden Organe nährt. Ähnlich wie die Akupunktur aus dem alten China macht sich auch die Yoga-Lehre das Wissen um die so genannten Meridiane, die Lebensenergieströme, die sowohl in bestimmten festen Bahnen an der Körperoberfläche als auch tief im Inneren verlaufen, zunutze. Nach der Überlieferung gibt es 14 Hauptmeridiane, von denen jeder mit einem Organ verbunden ist. Fließt die Energie in einem dieser Meridiane nicht richtig, so ist die Erkrankung des dazugehörigen Organs die Folge. Yoga aber stimuliert und kräftigt die Muskeln, fördert auf diese Weise den Energiefluss in den Meridianen und versorgt so die Organe.

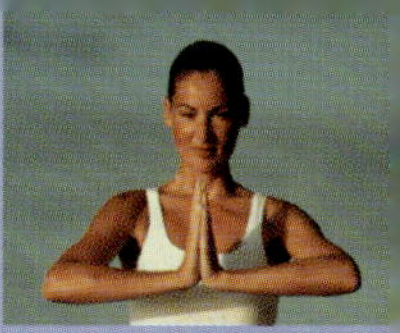

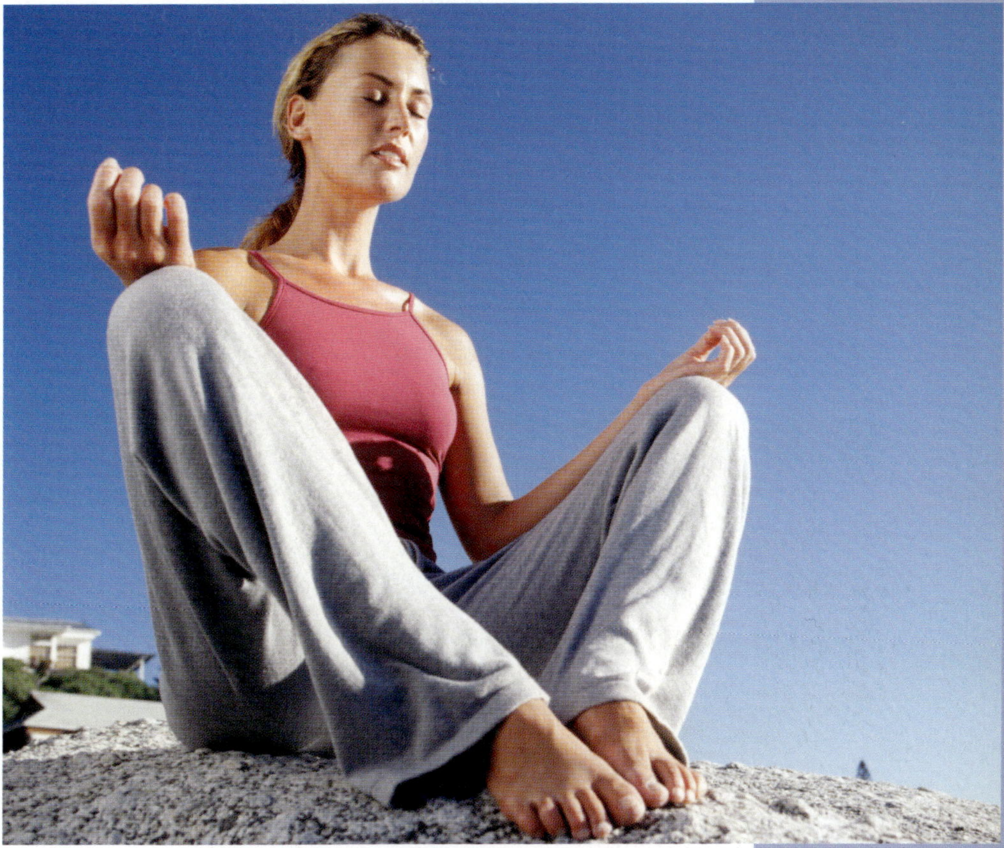

Körperbewusstsein

Jede Yoga-Übung beinhaltet auch ein stilles In-sich-hinein-Horchen und verlangt eine Konzentration auf Atem und Herzschlag. Gleichzeitig werden völlig bewusst beruhigende und erhebende Gedanken eingesetzt. Auf diese Weise entwickelt man eine allgemein erhöhte Sensibilität gegenüber dem eigenen Körper – und das ist die beste Vorbeugung gegen alle Krankheiten. Natürlich wird man bei normalem Training nicht die legendäre Leistung der großen Yogis erreichen, die ihren Herzschlag aufheben oder Schmerzen ausschalten können. Aber wenn Sie es schaffen, beispielsweise in Stresssituationen bewusst ruhig und tief zu atmen, haben Sie schon viel gewonnen.

Die Integration von Bewegung, Atem und geistiger Ausrichtung kann Ihnen helfen, Ihre Lebensqualität zu verbessern und Fortschritte auf Ihrem individuellen Entwicklungsweg zu machen.

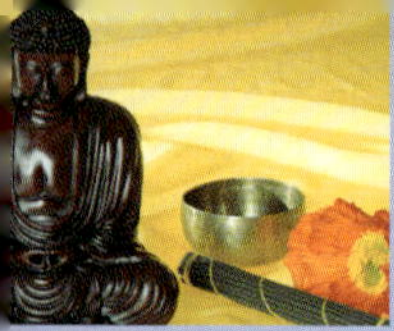

DIE ACHT WEGE DES YOGA

Die acht Wege des Yoga bilden bis heute das Rückgrat des Yoga. Verfasst von dem Philosophen Patanjali, beschreiben sie Verhaltensweisen, die sich positiv auf Ihre Selbstfindung auswirken und mit denen Sie Ihr Selbst verwirklichen können.

Die Einteilung des Yoga in acht Arme oder Wege geht auf den indischen Philosophen Patanjali zurück, der die folgende Einteilung in seiner berühmten *Yogasutra* vornahm:

- Verhaltensregeln *(yama)*
- Selbstdisziplin *(niyama)*
- Körperhaltung *(asana)*
- Atemführung *(pranayama)*
- Sinnenbeherrschung *(pratyahara)*
- Konzentration *(dharana)*
- Meditation *(dhyana)*
- Entspannung und Erleuchtung *(samadhi)*

Verhaltensregeln (yama)

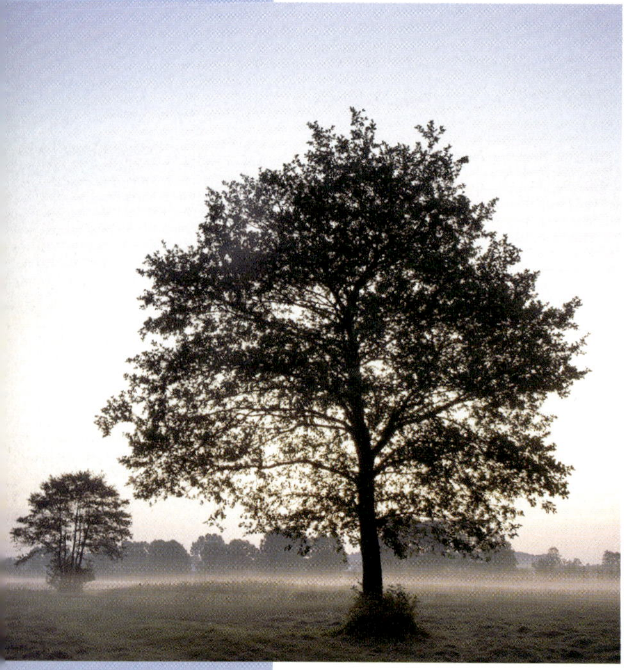

In den Verhaltensregeln der alten Yogis geht es vor allem darum, sein Leben so zu gestalten, dass man nicht an Konsum und Besitz orientiert ist, dass man offen und ehrlich leben kann, dass man sich keinen Abhängigkeiten unterwirft und keine Gewalt anwendet. Natürlich kann in unserer Zeit kaum einer diese Regeln so radikal beherzigen, wie so mancher indische Yogi, der es sich selbst verbietet, zweimal unter demselben Baum zu schlafen, um sich nur ja nicht an einen Ort zu binden.

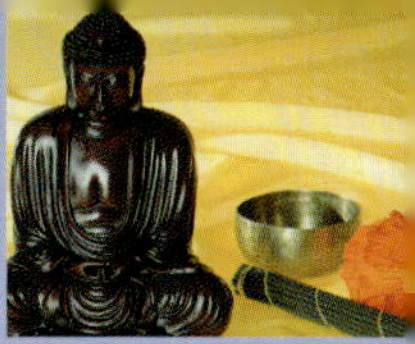

Doch wie ist es möglich, sich in unserer schillernden Welt dem verlockenden Konsum zu entziehen und sich stattdessen auf eine gemäßigte und bescheidene Lebensweise einzulassen? Nun, die Antwort liegt im Yoga selbst. Da die Yoga-Übungen den Blick nach innen richten, verändern sich allmählich die eigenen Wertvorstellungen. Jeder Tag bringt zwei natürliche »Freiräume«, die man für eine Yoga-Sitzung nutzen kann: den frühen Morgen, unmittelbar nach dem Aufstehen, und den Abend, bevor man zu Bett geht. Das morgendliche Yoga-Training sollte möglichst intensiv sein, um sich für den Tag aufzuladen, abends dagegen bereiten eher leichtere Übungen und Meditation auf die Nacht vor.

Eine Stunde oder selbst fünf Minuten am Tag können schon dazu beitragen, dass man mit sich und der Welt anders umgeht.

Selbstdisziplin (niyama)

Innere Ruhe, Reinheit und Askese sind wichtige Bestandteile des alten Yoga. Symbolisch könnte hierfür die kalte Dusche vor den morgendlichen Übungen stehen, eine der traditionellen Lebensregeln des Yoga.
Selbstdisziplin sollte immer das Ergebnis eines allmählich wachsenden Bewusstseins der eigenen schlechten Lebens-

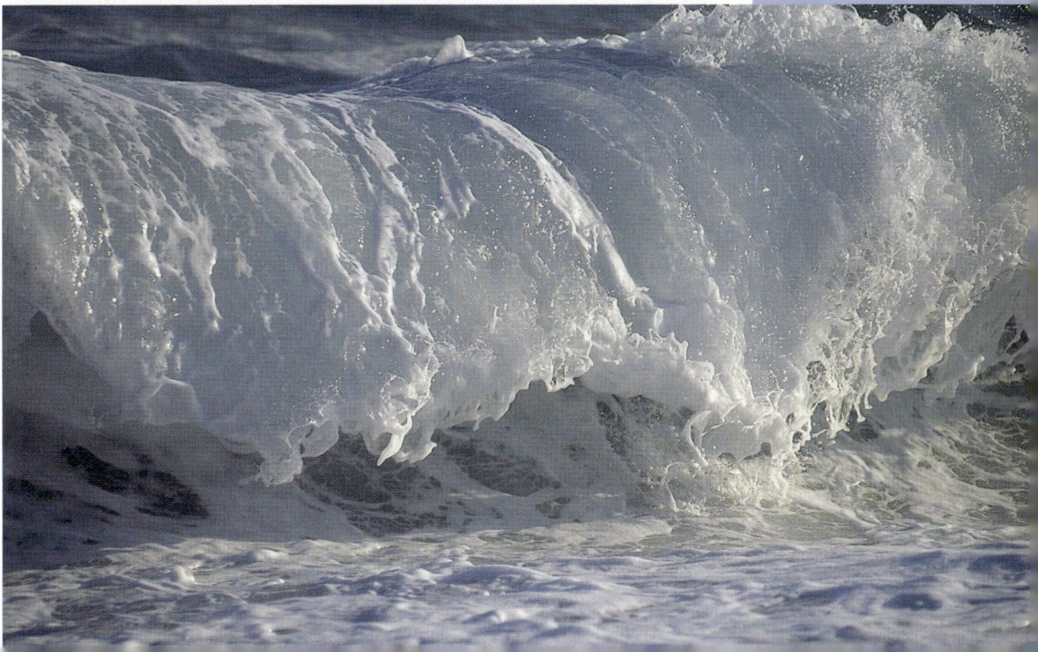

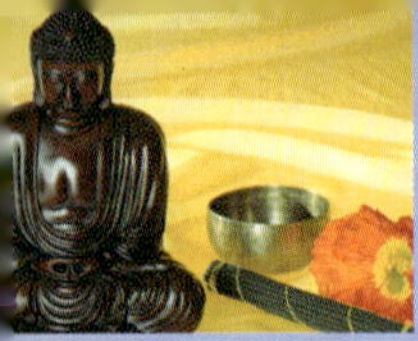

gewohnheiten sein, jedoch niemals aus Schuldgefühl oder Fanatismus heraus entstehen.
Die Umgebung, in der man Yoga übt, unterstützt die Disziplin. Ideal wäre ein kleines Yoga-Zimmer oder auch nur die Ecke eines Zimmers, die aber für nichts anderes genutzt werden sollte. Das Zimmer sollte hell gestrichen und auch mit einem hellen Teppichboden ausgelegt sein. Am besten ist die Farbe Weiß, da es sich um eine heilende und schützende Farbe handelt, die zudem das Auge nicht ablenkt.

Wirkliche Selbstdisziplin kommt von innen heraus und entwickelt sich allmählich im Verlauf des Yoga-Trainings. In diesem Zusammenhang soll es sogar Menschen geben, die nach einigen Wochen intensiven Trainings mit dem Rauchen aufhören, weil »es irgendwie nicht mehr schmeckt«.

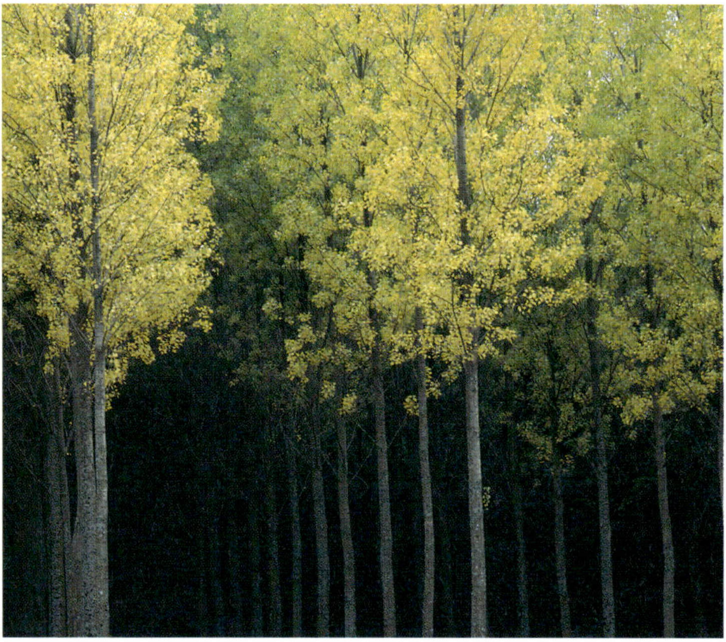

Körperhaltung (asana)

Im Yoga gibt es zahlreiche Übungsvariationen, in denen nahezu alle Körperteile in alle möglichen Richtungen und Haltungen gebracht werden. Sie alle lassen sich auf etwa 100 Grundhaltungen zurückführen.
Im Yoga kennt man sowohl statische und sehr langsame Übungen, bei denen die Flexibilität im Vordergrund steht,

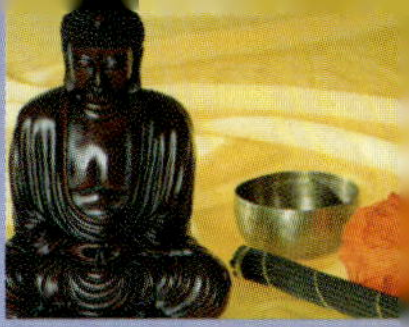

als auch schnelle und dynamische *asanas*, die die körpereigenen Energien zum Fließen bringen.

Konzentration wird im Yoga durch bewusstes Atmen herbeigeführt. Diese Atemübungen – im Alltag erfolgreich angewendet – helfen Ihnen, mit Stresssituationen besser umzugehen und an Probleme mit größerer Gelassenheit heranzugehen.

Atemführung (pranayama)

Ohne Luft könnten wir nicht leben. Würden wir nun auch noch richtig atmen – was die meisten von uns nicht tun – könnten wir noch besser leben. Es gibt eine natürliche Atmung, von der der gesamte Körper profitiert. Im Yoga ist diese natürliche Atmung, die auch als Yoga-Tiefatmung oder Vollatmung bezeichnet wird, enorm wichtig. Nur die Vollatmung (zur näheren Erläuterung siehe Seite 50 ff.) gewährleistet, dass das Lungenvolumen voll ausgeschöpft wird, alle Körperzellen mit frischem Sauerstoff versorgt und gereinigt werden, indem die Abfallstoffe abtransportiert werden. Die Vollatmung setzt sich aus drei Teilatmungen zusammen, die übergangslos ineinander fließen sollten: die Bauch- oder Zwerchfellatmung, die Rippen- oder Flankenatmung und die Brust- oder Obere Atmung.

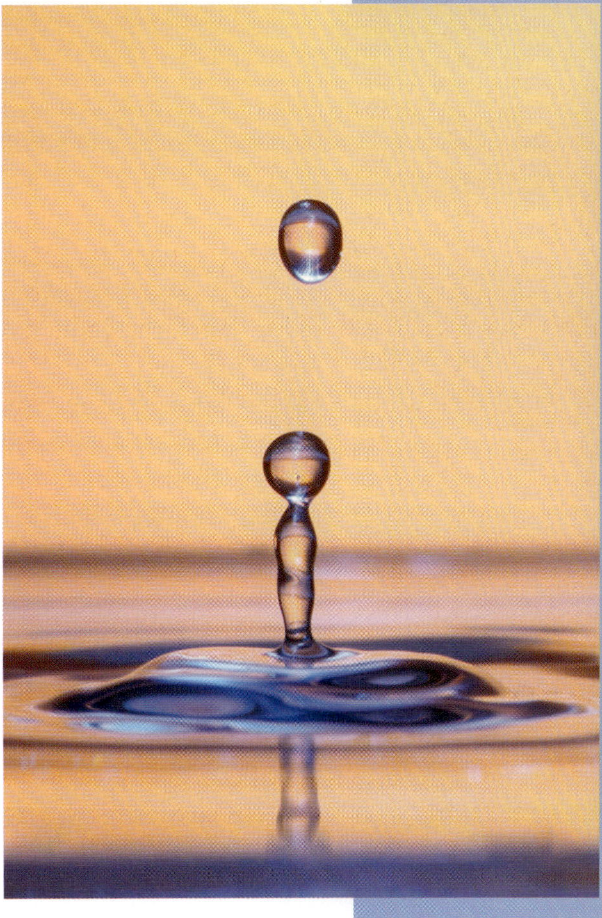

Beginnen Sie jede Yoga-Sitzung mit einigen intensiven Atemübungen. Dies ist zum einen sehr hilfreich, weil diese Übungen nicht nur Ihrem Körper gut tun, sondern Ihnen auch helfen, sich vom Alltagsstress zu entfernen und die innere Ruhe zu finden, von der jede Yoga-Sitzung profitiert. Zum anderen wer-

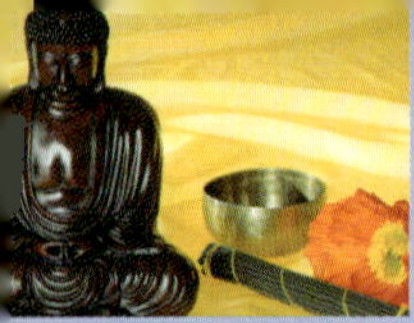

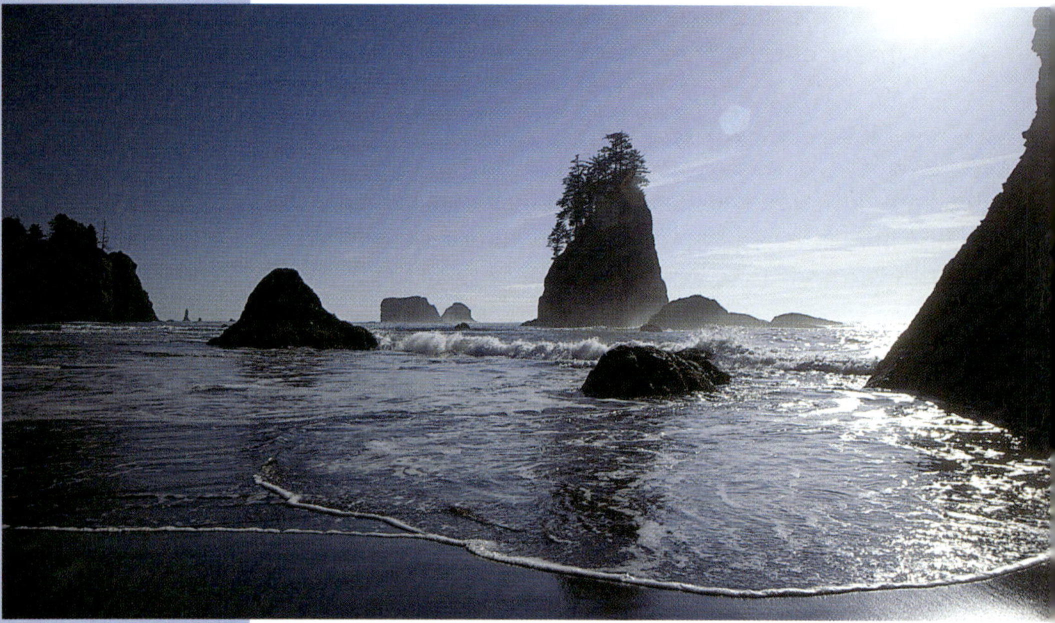

den Sie sich durch die Übungen Ihrer eigenen Atmung bewusst – eine Voraussetzung, um diese zu verbessern. Auch für die Körperübungen ist die Fähigkeit zur Vollatmung hilfreich, denn eine natürliche Atmung verstärkt ihre Wirkung.

Lassen Sie sich Zeit, die Vollatmung richtig zu erlernen. Gerade hier ist aller Anfang schwer. Wenn Sie es aber einmal geschafft haben, werden Sie diese Fähigkeit immer nutzen können – auch in alltäglichen Situationen, in denen Sie einen ruhigen und langen Atem brauchen.

Im Yoga geht es nicht darum, die Sinne vor äußeren Einflüssen zu verschließen, sondern Quellen der Ablenkung in den eigenen Gedanken aufzuspüren und zu positiven Mustern zu transformieren.

Sinnenbeherrschung (pratyahara)

Yoga sollte immer in stiller Umgebung praktiziert werden. Während der Übungen sind die Augen stets geschlossen. Auf diese Weise kann man sich besser auf den Körper und auf sich selbst konzentrieren, ohne von den eigenen Sinnen abgelenkt zu werden. Reize für Ohren und Augen sind weitgehend ausgeschaltet.

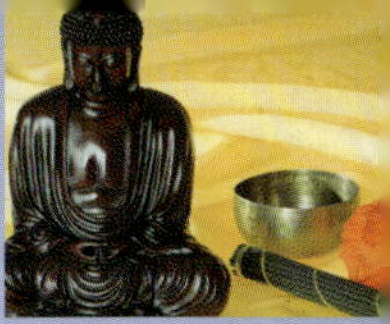

Aber es gibt noch andere Quellen der Ablenkung, denn wir reagieren auch auf Bilder von innen, die aus unserem Unterbewusstsein, unserer Erinnerung oder aus unserer Fantasie emporsteigen. Diese müssen ausgeschaltet werden. Damit geht die yogistische Sinnenbeherrschung weit über die Beherrschung von Augen, Ohren, Haut oder Zunge hinaus. Jedoch sollen die eigenen Sinne nicht einfach nur unterdrückt, vielmehr umgeleitet, also transformiert werden. Es gilt, negative Gedanken durch positive zu ersetzen. Statt immer Nase, Mund und Augen zu verschließen, wenn man sich einer Sahnetorte nähert, von der man nicht verführt werden will, oder statt immer die Ohren zu verschließen, wenn anderen Unrecht getan wird, sollte man durchsetzungsfähige gute Eigenschaften und Gedankenmuster wie Friedfertigkeit und Maßhalten zu kultivieren versuchen. So kann man weiterhin spontan bleiben, hat aber nun die innere Kraft, die eigene Spontaneität in die richtige Richtung zu lenken.

Eine große Hilfe für diesen Prozess ist die Meditation, die von inneren Spannungen befreit. Der Geist wird ruhig und klar und man kann beginnen, mit ihm zu arbeiten. Die entsprechende Vorgehensweise wird in den letzten drei Wegen des Yoga – Konzentration, Meditation, Entspannung und Erleuchtung – beschrieben.

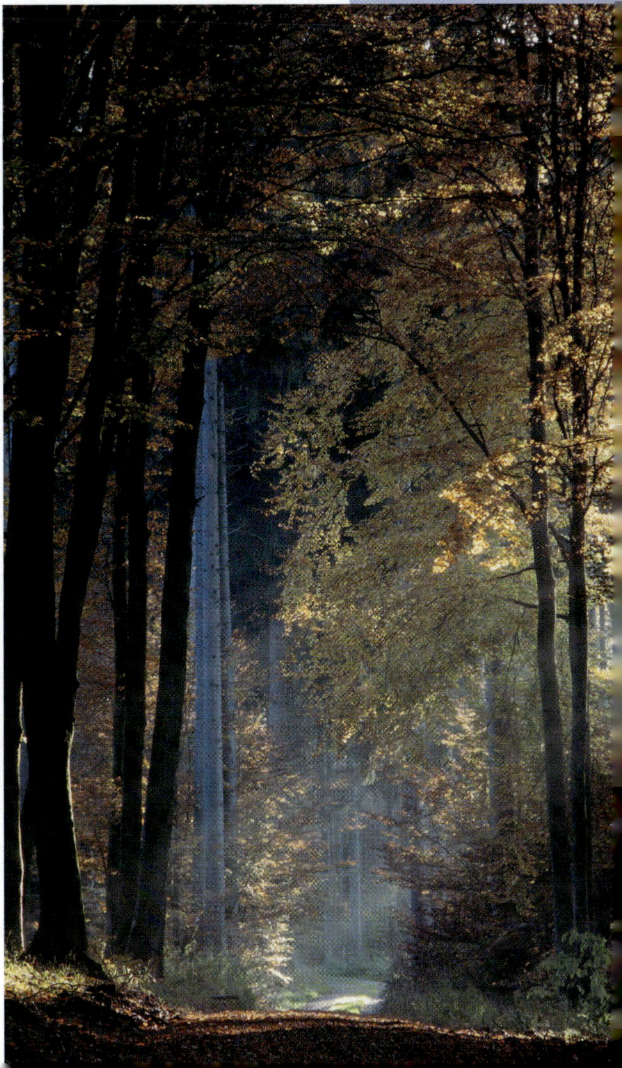

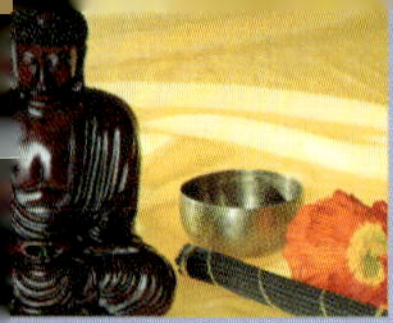

Wenn Sie lernen, die drei Elemente Bewegung, Atmung und Konzentration beim Üben zu verbinden, werden Sie spüren, dass Ihre Gedanken zur Ruhe kommen. Sie werden mit fortschreitender Übungspraxis selbstbewusster und selbstsicherer.

Konzentration (dharana)

Konzentration ist einer der wichtigsten Pfeiler für den Erfolg, den man sich von seinen Yoga-Sitzungen verspricht. Wahre Konzentration ist eine Kunst; sie zu erlernen bedarf einiger Übung und vor allem Geduld. Ziel ist es, ganz ruhig zu sein, seine Gefühle und seine Gedanken vollständig zum Schweigen zu bringen. Nur so gelingt der wahre Blick nach innen. Damit dies möglich ist, sollten Sie bei Ihren Konzentrationsübungen ganz still sitzen, in fester Haltung verharren oder monotone Bewegungen ausführen. Die Energien von Körper, Seele und Geist kommen auf diese Weise in Harmonie, Stressreaktionen treten seltener auf und Sie werden die Fähigkeit entwickeln, positiv zu denken.

Die häufigste Konzentrationsform im Yoga wird bei geschlossenen Augen praktiziert und richtet sich auf das so genannte »Dritte Auge«, nach den alten Schriften ein

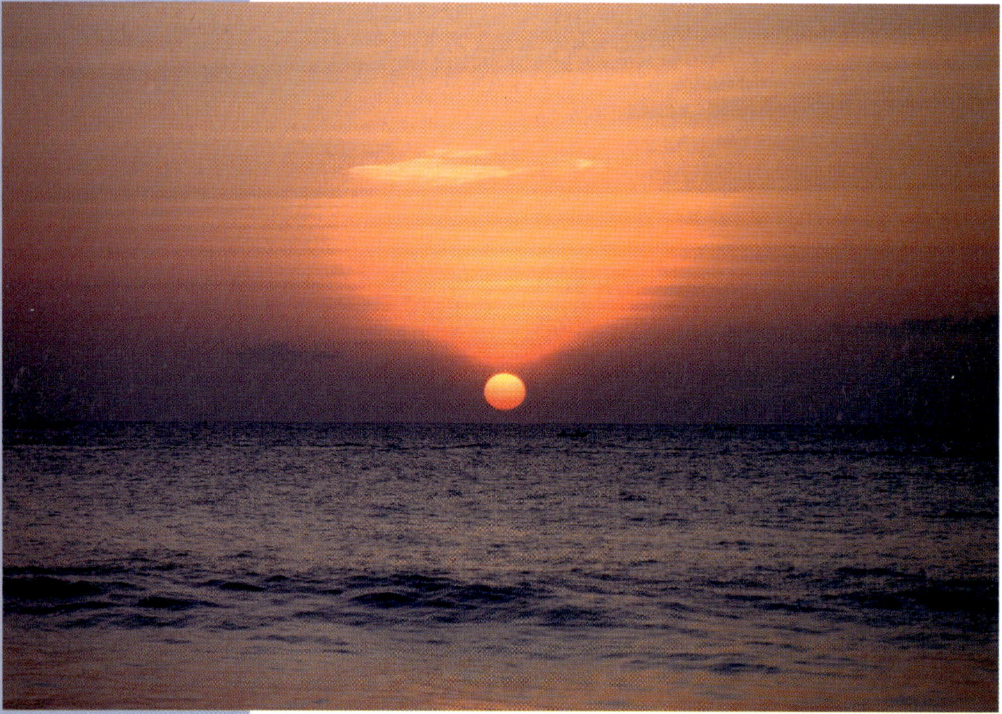

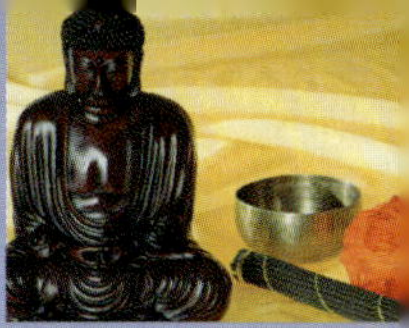

Energiezentrum, das zwischen den Augenbrauen liegt. Hinter den geschlossenen Lidern werden die Augen hochgerollt – so als wolle man von innen zwischen die Augenbrauen schauen. Auf diese Weise wird die normale Energieausstrahlung der Augen auf das Dritte Auge gerichtet, das nach den indischen Lehrern der Sitz von Intuition und Weisheit ist. Außerdem befindet sich dort die Reflexzone für die Hirnanhangdrüse, dem Verbindungsglied zwischen Gehirn und Körper.

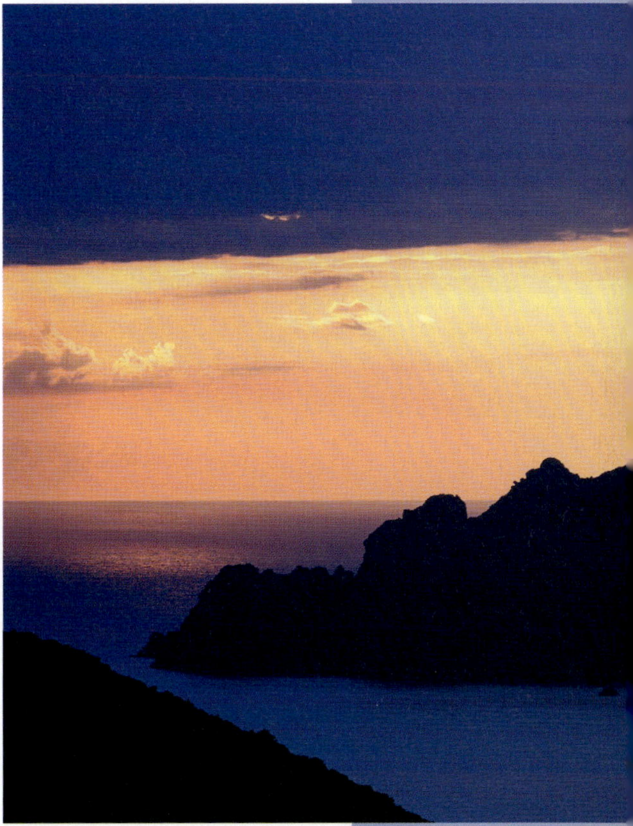

In vielen Yoga-Schulen sind auch andere Konzentrationspunkte beliebt, wie zum Beispiel der Scheitelpunkt, der Nabelpunkt oder der Herzpunkt. Hier sollten Sie selbst entscheiden, welcher dieser Punkte Ihre volle Konzentration am ehesten auf sich zu ziehen vermag. Probieren Sie es aus, Sie werden sehen, es gibt Unterschiede, die Sie nutzen sollten. Denn nur eine vollständige Konzentration ermöglicht die Meditation, die Körper und Geist zur Ruhe bringt und reinigt.

Meditation (dhyana)

Zentraler Punkt der Meditation ist im Yoga das Mantra, das Meditations- oder auch Konzentrationswort. Es wird als Instrument gesehen, mit dessen Hilfe man seinen Geist beeinflussen kann. Das Wort Mantra setzt sich zusammen aus »Geist« (Man) und »Projektion« (Tra), könnte also

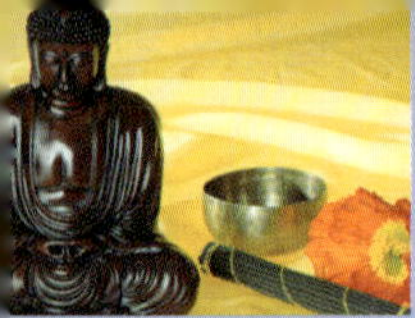

mit »Projektion des Geistes« übersetzt werden. Mantras dienen als Hilfsmittel, um den Geist aus unproduktiven Gedankenketten zu lösen, ihn zu zentrieren und einen höheren Bewusstseinszustand zu erreichen. Erst nach dem Loslassen der Gedanken tritt ein Gefühl innerer Stille und Achtsamkeit ein. Ein Mantra kann man während der Yoga-Übungen oder bei Meditationshaltungen aufsagen, denken oder singen. Wichtig ist nur die Konzentration auf dieses Mantra. Durch Vibration stimuliert es bestimmte Meridianpunkte im Gaumen, die auf das Gehirn, die Organe und die Psyche wirken, die entspannen und die Aufmerksamkeit fixieren. Häufig ist bei einem Mantra daher der Klang wichtiger als der Inhalt.

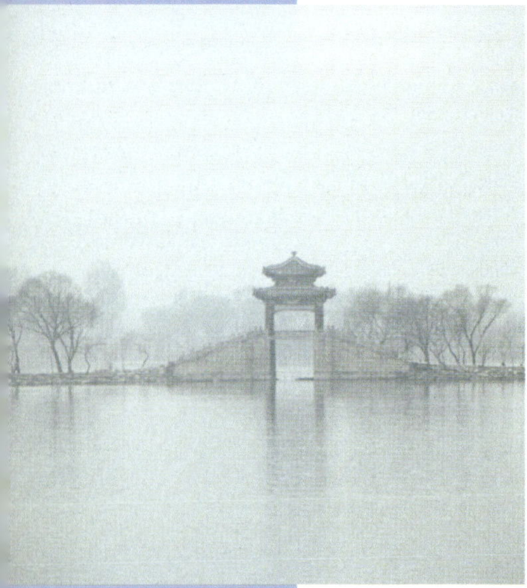

Verlieren Sie nicht den Mut, wenn es nicht auf Anhieb klappt. Mit der Zeit wird es leichter. Sie werden sehen, dass mithilfe des Mantras die Übungen tiefer erfahrbar werden und Sie erstaunlicherweise oft mehr Kraft haben, sie durchzuhalten.

Ein Mantra ist ein magischer Satz oder auch nur eine Silbe – Klangenergien auf Sanskrit, mit deren Hilfe man den Geist beeinflussen kann. Sie können Mantras sprechen, denken oder singen. Wichtig ist dabei die absolute Konzentration.

Alternativ können Sie auch zu Beginn jeder Übungsreihe ein Mantra singen, um sich zu öffnen und einzustimmen. Das Gleiche gilt für das Abschlussmantra.

Es soll keineswegs der Eindruck erweckt erwerden, Meditation sei eine leichte oder etwa angenehme Sache. Sie ist es nicht. Es gibt zu vieles, was ablenkt, kribbelt, schmerzt. Auch gelingt die Meditation nicht immer gleich. So gibt es Tage, an denen man einfach nicht ins Innere gelangen kann und, trotz größter Bemühungen, sozusagen nur an der Oberfläche dümpelt. Wenn Sie aber durchhalten, bauen Sie allmählich die Fähigkeit auf, Ihren Geist einzufangen und in jede von Ihnen gewünschte Richtung zu lenken.

Nicht umsonst nimmt die Meditation eine zentrale Stellung im Yoga ein. Richten Sie Ihre Yoga-Übungen daher so

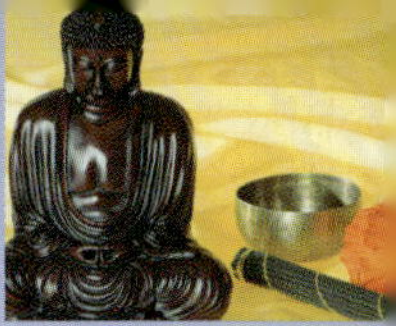

aus, dass sie neben der Haltung und der Atemform auch Aspekte der Konzentration und der Meditation beinhalten. Sinnvoll ist es, jede Yoga-Übung mit einer Meditation abzuschließen. Dies scheint deshalb notwendig, da die Übungen selbst die handlungsorientierte, linke Gehirnhälfte stimulieren, die Meditation dagegen die rechte Gehirnhälfte aktiviert, die für Entspannung und Einsicht steht. Nur durch die Meditation also werden beide Gehirnhälften ausgeglichen beansprucht.
So viel zur Theorie – wie aber sieht die Meditation in der Praxis aus?

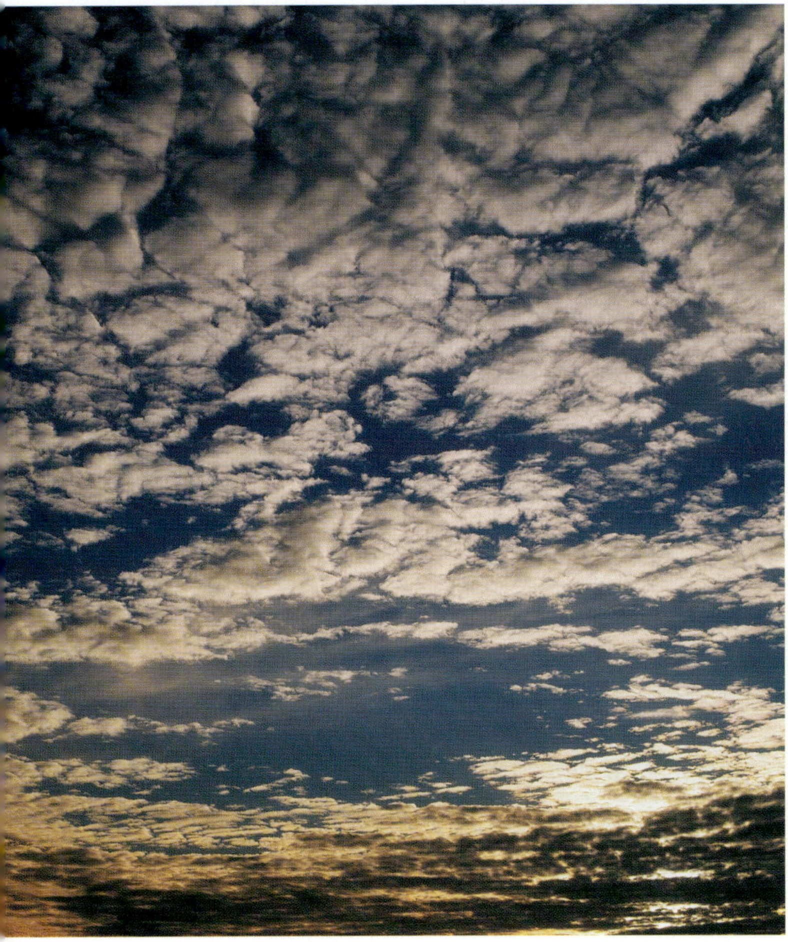

Sehr beliebt ist in vielen Yoga-Schulen das Mantra »Sat Nam«. »Sat« bedeutet »Wahrheit«. Die zweite Silbe »Nam«, aus der übrigens im Deutschen das Wort »Name« abgeleitet ist, bedeutet »Identität«. »Sat Nam« könnte also mit »meine wahre Identität« oder »mein wahres Selbst« übersetzt werden. Das Mantra steht einerseits für die Suche nach jenem Faktor, der Körper, Geist und Seele miteinander verbindet, und andererseits für die Besinnung der göttlichen Identität über die menschliche. Wenn Sie während Ihrer Übungen keine spezielle Meditationstechnik anwenden, sollten Sie dieses Mantra benutzen, indem Sie beim Einatmen »Sat« und beim Ausatmen »Nam« denken – und zwar unabhängig davon, ob Sie dabei den Kopf vor- und zurückbeugen oder die Beine heben bzw. senken.

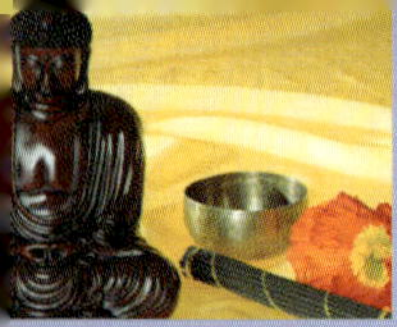

Setzen Sie sich in die vorgegebene Übungsposition und beschäftigen Sie sich mit dem Mantra. Wie bereits erwähnt, können Sie es singen, sprechen oder auch nur denken. Schließen Sie die Augen und konzentrieren Sie sich wie oben beschrieben auf einen bestimmten Punkt im Körper, entweder das »Dritte Auge«, Scheitel-, Nabel- oder Herzpunkt. Nun beginnen Sie, auch Ihren Atem zu beobachten.

Lassen Sie sich nicht irreführen: Die erwartete innere Stille und Ruhe sind noch weit weg – im Gegenteil, gerade jetzt scheinen die Gedanken förmlich zu brodeln. Die meisten dieser Gedanken spiegeln Spannungen und Aktivitäten aus dem Alltag wider – Gegebenheiten, die man bisher kaum verarbeitet hat. Es ist sogar möglich, dass man während der Meditation plötzlich Lösungen für Probleme vor Augen hat, nach denen man zuvor vergeblich gesucht hat. Diese Phase kann zwischen fünf Minuten und einer halben Stunde andauern, je nachdem, wie oft man meditiert oder wie angespannt man im Alltag ist.

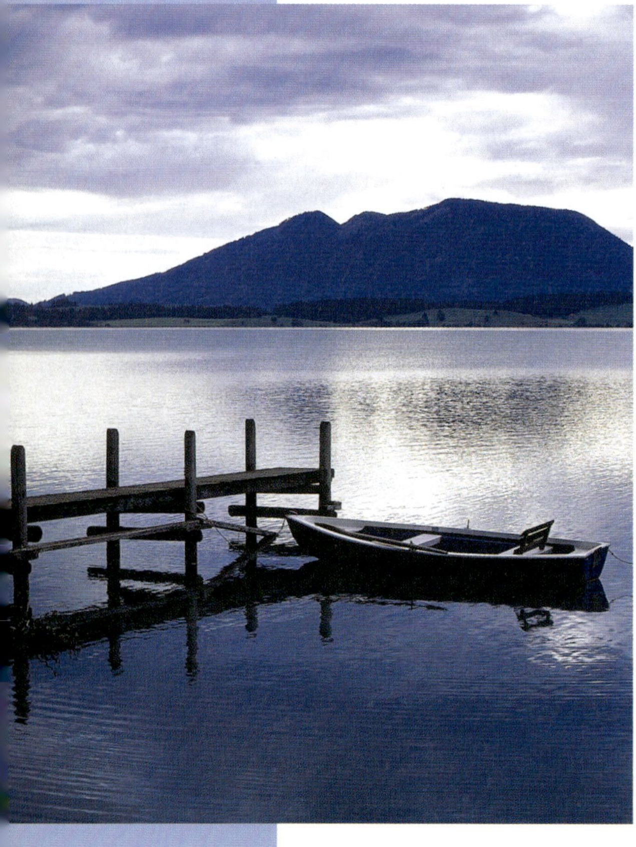

Wenn Sie diese Phase durchgehalten haben, folgt der angenehme Teil der Meditation. Sie sind gewissermaßen über Ihre eigenen Probleme hinausgewachsen und können die innere Ruhe und das Gefühl der Einheit genießen.

Stellen Sie sich nun vor, dass Sie Beobachter dessen werden, was in Ihrem Inneren geschieht. Gleichgültig, ob Sie ein Glücksgefühl erleben, in-

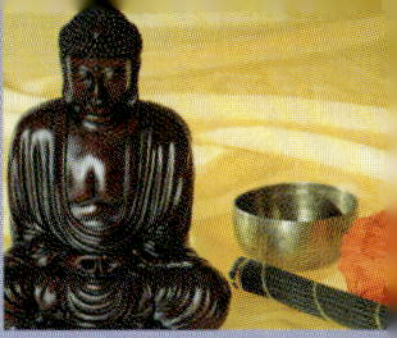

nere Ruhe oder störende Gedanken, inneren Widerstand oder körperliches Unbehagen – lassen Sie alles zu, greifen Sie nicht ein und lassen Sie sich nicht ablenken.
Konzentrieren Sie sich auf Ihre Atmung und kehren Sie immer wieder, wenn Sie abgelenkt werden, zu Ihrer Konzentration zurück. Allmählich werden Sie merken, dass sich Ihr Bewusstseinszustand verändert und innere Ruhe einkehrt. Wenn Sie dieses Gefühl weit genug fortschreiten lassen – was allerdings nur durch beständiges Üben möglich ist – wird sich irgendwann die wahre »Erleuchtung« einstellen und Ihre Mühen belohnen.

Der Weg zur Ruhe gehört ebenso zur Meditation wie die Ruhe selbst – um es mit asiatischer Weisheit zu sagen: Hier ist auch der Weg das Ziel. Lassen Sie alle aufkommenden Gedanken einfach wieder wegfließen, ohne sie genauer zu beachten.

Entspannung und Erleuchtung (samadhi)

Die Erleuchtung, das so genannte *samadhi*, ist das eigentliche Ziel des Yoga, die absolute Losgelöstheit vom eigenen Ich. *Samadhi* beschreibt einen Zustand des unmittel-

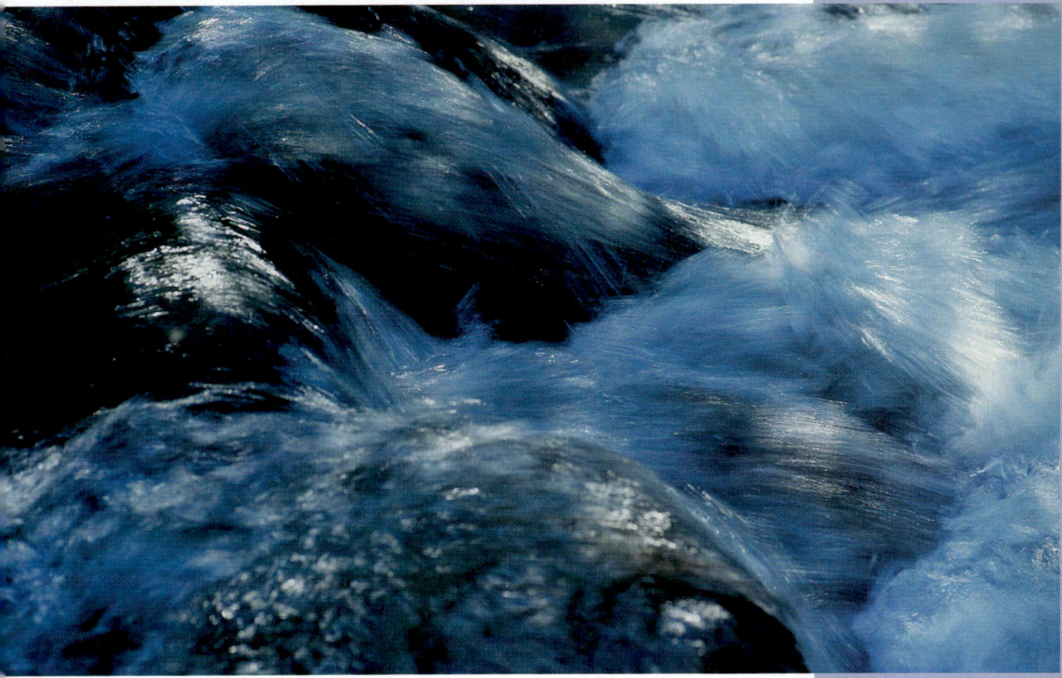

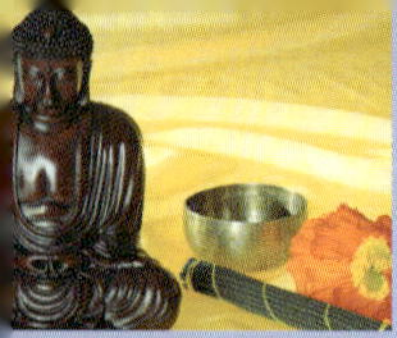

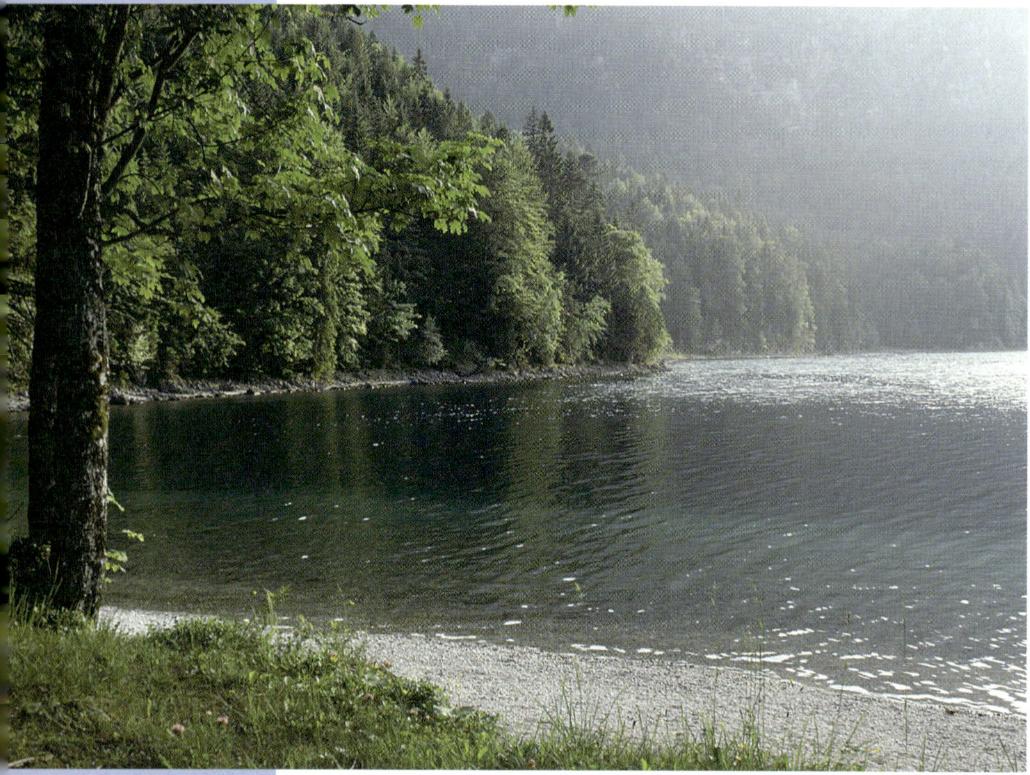

Manchmal kommt es während der Entspannungsphase zu sehr intensiven Glücks- und Geborgenheitsgefühlen. Entscheidend ist, dass die Entspannung zu einem angenehmen Mitfließen im Strom der Zeit wird, zu einer Harmonie mit dem Leben und dem eigenen Ich.

baren Erkennens und des direkten Wissens, einen Zustand ohne Illusion, Leid oder Angst, einen Zustand des Ruhens im wahren Wesen. Um diesen Zustand zu erlernen, sind unzählige Übungen notwendig – und immer wieder aufs Neue Konzentration, Meditation. Zwar scheint das Endziel, die absolute Erleuchtung, für jeden Anfänger in weiter Ferne zu liegen, doch schon recht bald bekommt auch er zumindest eine Ahnung dieses Gefühls.
Auf die Frage, was man als Einsteiger vom Yoga erwartet, antworten die meisten, dass sie lernen möchten, sich zu entspannen. Ohne sich dessen bewusst zu sein, beinhaltet diese Antwort den Wusch nach *samadhi*. Sie wollen loslassen, sich von Sorgen, Spannungen, Gier, Leistungsdenken und Streben lösen und mit sich selbst eins werden – genau das ist die Erleuchtung.

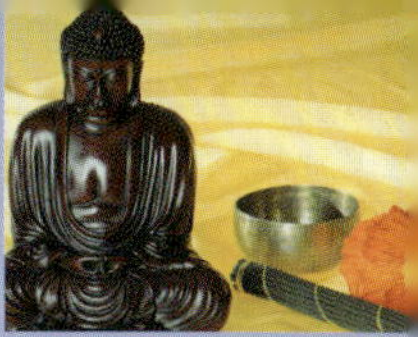

Die übliche Entspannungshaltung ist *savasana*, die so genannte Totenhaltung. In dieser Haltung muss man versuchen, radikal abzuschalten, nur noch zu »sein« und nicht mehr zu »tun«. Wir werden diese Haltung und die Entspannungstechniken im Kapitel »Die Entspannung« (Seite 108 ff.) vertiefen.

Wichtig für jede Entspannung ist die Erkenntnis, dass sie nur die eine Hälfte eines Ganzen ist: Auf der anderen Seite steht die Anspannung und ohne die Anspannung kann es keine Entspannung geben. Das ist auch das Geheimnis der Yoga-Entspannung: Erst nachdem man seinen Körper gestreckt, gedehnt und angespannt hat, kann man die Entspannung fühlen, die in ihrer Tiefe der Intensität der Übung entspricht.

Aus all diesen Überlegungen und traditionellen Yoga-Wegen ergibt sich eine Reihen- bzw. Rangfolge im Yoga, die für jede einzelne Sitzungseinheit gelten sollte: Erst üben, dann entspannen und zum Schluss durch Meditation die Entspannung vertiefen.

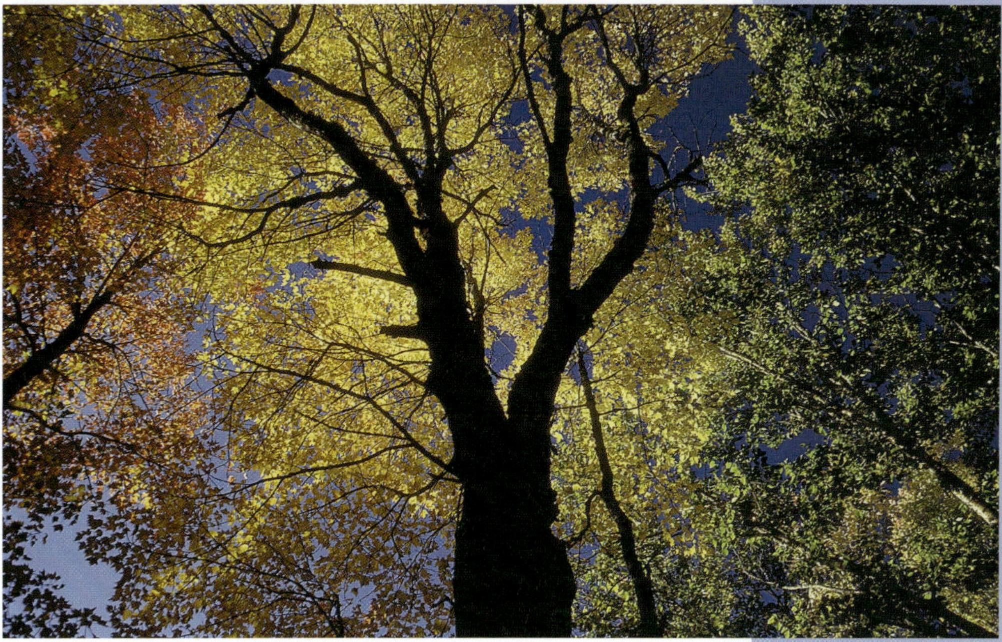

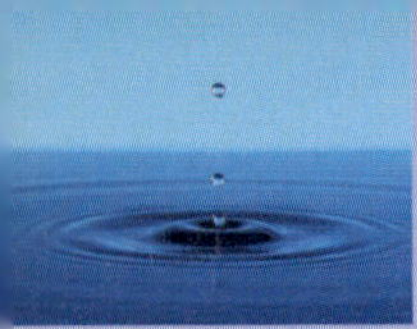

DIE YOGA-PRAXIS

Jede Übungsreihe ist eine Reise zu sich selbst. Stimmen Sie sich darauf ein und werden Sie innerlich ruhig. Nehmen Sie sich Zeit. Überlegen Sie sich ein eigenes kleines Ritual, das Ihnen hilft, den Alltag loszulassen: Zünden Sie ein Räucherstäbchen oder eine Kerze an, hören Sie Meditationsmusik oder setzen Sie sich in eine gemütliche Ecke und tun erst mal nichts. Dann kann es losgehen.

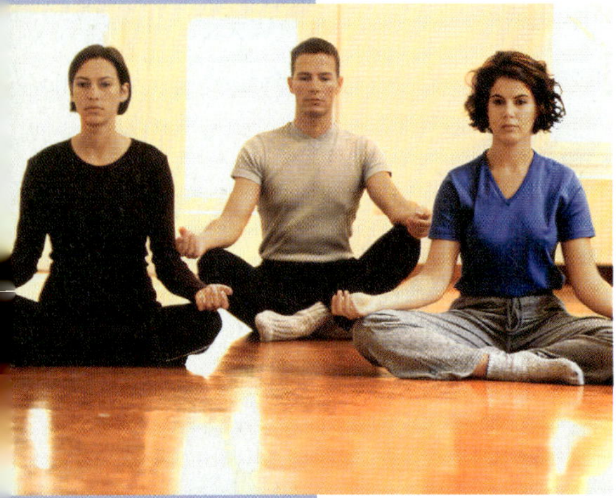

Am besten üben Sie anfangs vor einem großen Spiegel, damit Sie Ihre Haltung überprüfen können. Halten Sie sich nach Möglichkeit an die erprobten Übungsbeispiele, die Sie in diesem Buch finden. Sicherlich kann ein Buch nie den Lehrer ersetzen; wenn Sie sich also nicht sicher sind, ob Sie alles richtig machen, scheuen Sie nicht, sich einer Gruppe anzuschließen. Mittlerweile werden in fast allen größeren und kleineren Städten Yoga-Kurse angeboten.

Über die Übungen

Das Wort *asana* stammt aus dem Sanskrit und wird heute allgemein für yogistische Körperhaltungen und Körperbewegungen verwendet. Die ursprüngliche Bedeutung aber war eingegrenzter – im Sanskrit steht *asana* schlicht und einfach dafür, dass man, zwar mit geradem Rücken, aber vor allem bequem sitzt.

Die *asanas* unterscheiden sich in ihrer Wirkung auf die einzelnen Körperteile, darum ist ein ausgewogenes Übungsprogramm wichtig, damit der gesamte Körper und der ganze Mensch, also Körper, Seele und Geist, durch Yoga stimuliert werden.

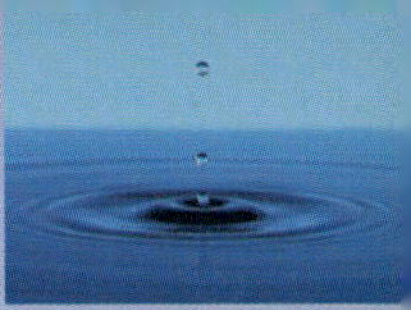

Grundsätzlich wird jede Yoga-Übung in vier Schritten ausgeführt, die sich klar voneinander abgrenzen und chronologisch aufeinander folgen. Machen Sie sich die Schritte bei jeder Übung bewusst, um sie intensiver zu spüren und zu erleben:

- Erster Schritt: Nehmen Sie die Ausgangshaltung ein.
- Zweiter Schritt: Führen Sie Ihren Körper in die Übungshaltung.
- Dritter Schritt: Verharren Sie in der Übungshaltung und konzentrieren Sie sich darauf. Entscheiden Sie selbst, wie lange dieser Schritt dauert. Auf jeden Fall ist die Dauer abhängig von Ihrer gesamten körperlichen Konstitution und Verfassung – aber auch Ihr Wille spielt eine Rolle.
- Vierter Schritt: Kehren Sie allmählich in die Ausgangshaltung der Übung zurück.

Anders als beim Bergsteigen oder Bungee-Springen ist man für Yoga nie zu alt und nie zu jung. Wichtig ist eigentlich nur das regelmäßige Training. Bei gesundheitlichen Problemen empfiehlt sich vor dem Trainingsbeginn ein klärendes Gespräch mit Ihrem Arzt.

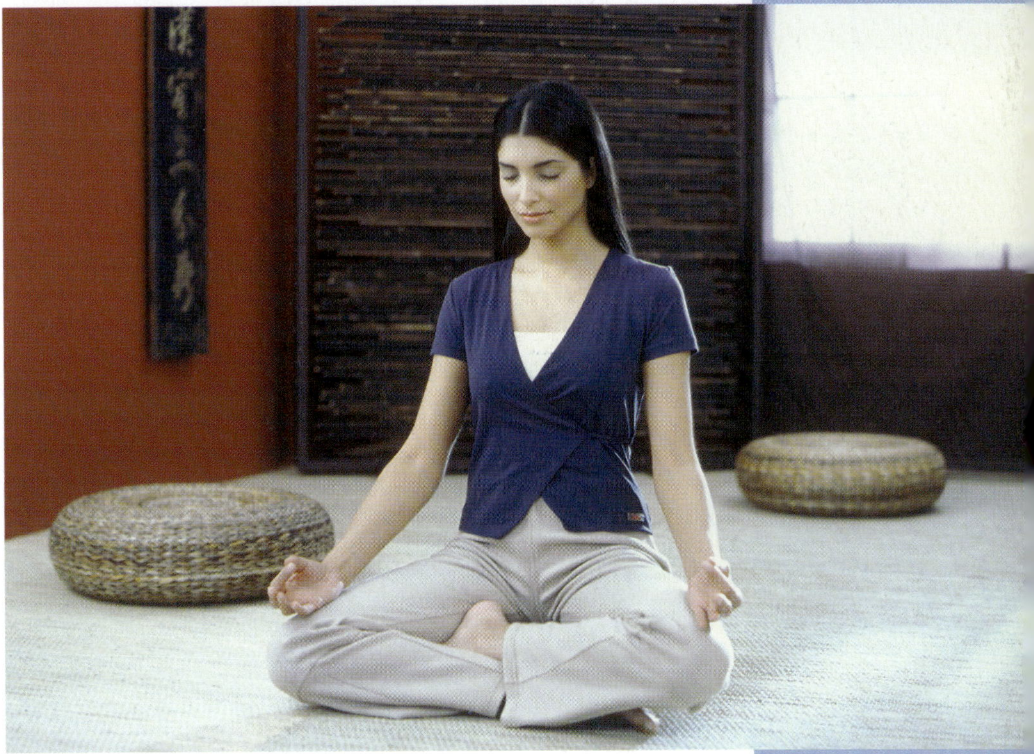

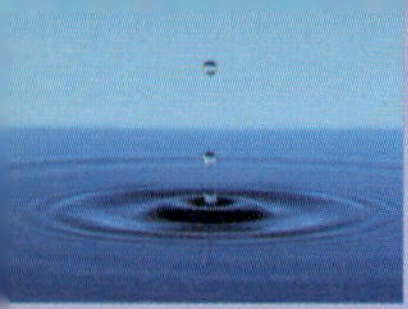

Achten Sie bei jeder Übung auf Ihren Atemrhythmus. In manchen *asanas* wird genau angegeben, wann Sie einatmen und wann Sie ausatmen sollen. Diese Anleitungen sollten Sie möglichst genau befolgen.

Das Richtige für jeden

Yoga-Übungen können auf die psychische und physische Konstitution eines jeden Einzelnen eingestellt werden. Jeder von uns kann sich sein eigenes und auf seine Verfassung zugeschnittenes Programm zusammenstellen. Die Auswahl an wirkungsvollen Yoga-Übungen ist enorm, es gibt über hundert verschiedene *asanas*.

Denken Sie immer daran, dass beim Yoga vor allem der Weg das Ziel ist. Daher sollten Sie Ihrem Körper während der Übungen niemals Gewalt antun. Überfordern Sie sich nicht und trainieren Sie nur so viel, wie Kondition und Konstitution hergeben. Gehen Sie nicht bis an Ihre absoluten Grenzen!

Welcher Typ sind Sie

Vor der eigentlichen Zusammenstellung eines Yoga-Programms sollten Sie sich zunächst überlegen, ob es für Sie besser ist, die entsprechenden Übungen eher dynamisch oder eher statisch auszuführen.

Bei der dynamischen Ausführung atmen Sie ein und nehmen mit dieser Einatmung Ihre Übungshaltung ein, die Sie aber nur für einen Atemzug halten. Mit der folgenden Ausatmung führen Sie Ihren Körper in die Ausgangshaltung zurück.

Bei der statischen Ausführung der *asanas* verharren Sie für mehrere Atemzüge in der jeweiligen Übungshaltung, bevor Sie mit der Ausatmung in die Ausgangshaltung zurückkehren.

Welche Ausführung für Sie die geeignetere ist, hängt davon ab, welcher Typ Sie sind. Im Yoga werden grundsätzlich zwei Typen unterschieden: der Lufttyp (Himmel) und der Erdtyp (Boden).

Himmel

Zum Himmel gehört der Lufttyp. Er ist in der Regel nicht sehr kräftig gebaut und körperlich wie seelisch nur wenig

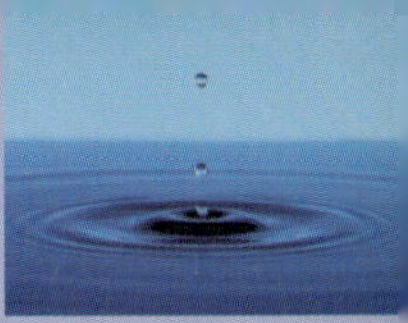

belastbar. Er ist häufig nervös und unruhig. Allerdings gilt er auch als dynamisch, kreativ und anpassungsfähig.
Erkennen Sie sich wieder? Wenn Sie sich für einen Lufttyp halten, sollten Sie die Körperübungen zumeist statisch ausführen. Auf diese Weise können Sie die Eigenschaften entwickeln und fördern, die Ihnen eigentlich fehlen: Ausdauer, Geduld und Kraft.

Boden

Der Erdtyp gehört zum Boden. Er ist im wahrsten Sinne des Wortes bodenständig, gilt als belastbar, ausdauernd und zuverlässig. Seinen Mitmenschen vermittelt er ein Gefühl von Ruhe. Allerdings ist er nicht sehr flexibel, häufig fantasielos und auch keineswegs offen. Hat er sich einmal eine Meinung über etwas gebildet, lässt er sich nur noch schwer von dieser abbringen. Treffen diese Eigenschaften in etwa auf Sie zu? In diesem Fall ist für Sie die dynamische Form der Yoga-Übungen ideal, denn durch eine solche Übungsart werden sich über kurz oder lang innere und äußere Verspannungen lösen. Ihr Körper nimmt an Beweglichkeit zu und in dem gleichen Maße werden Sie auch innerlich flexibler und fremden Dingen gegenüber aufgeschlossener.

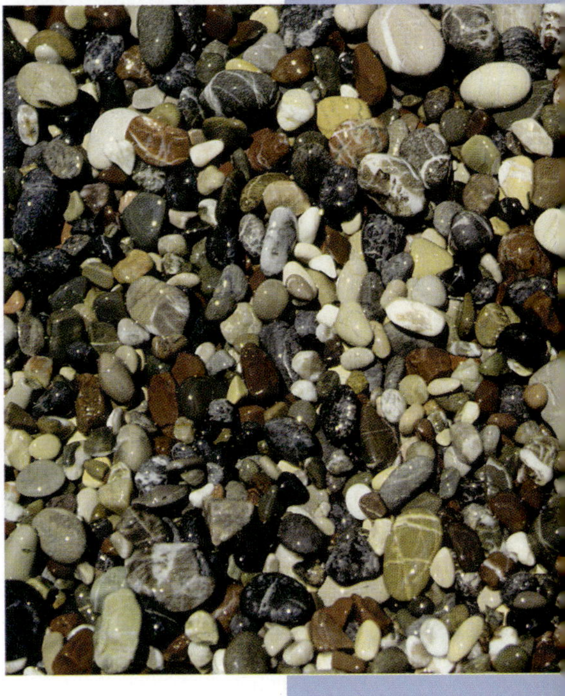

Brücke zwischen Himmel und Boden

Sind Sie weder ein Luft- noch ein Erdtyp? Erkennen Sie sich sowohl in dem einen als auch in dem anderen wieder? Dann sollten Sie sowohl statisch als auch dynamisch üben.

Die Yoga-Sitzung

Nach dem indischen Gelehrten Patanjali sollte jede Yoga-Sitzung verschiedene Elemente beinhalten, die sich zum einen auf die Eigenschaften der Körperübungen selbst,

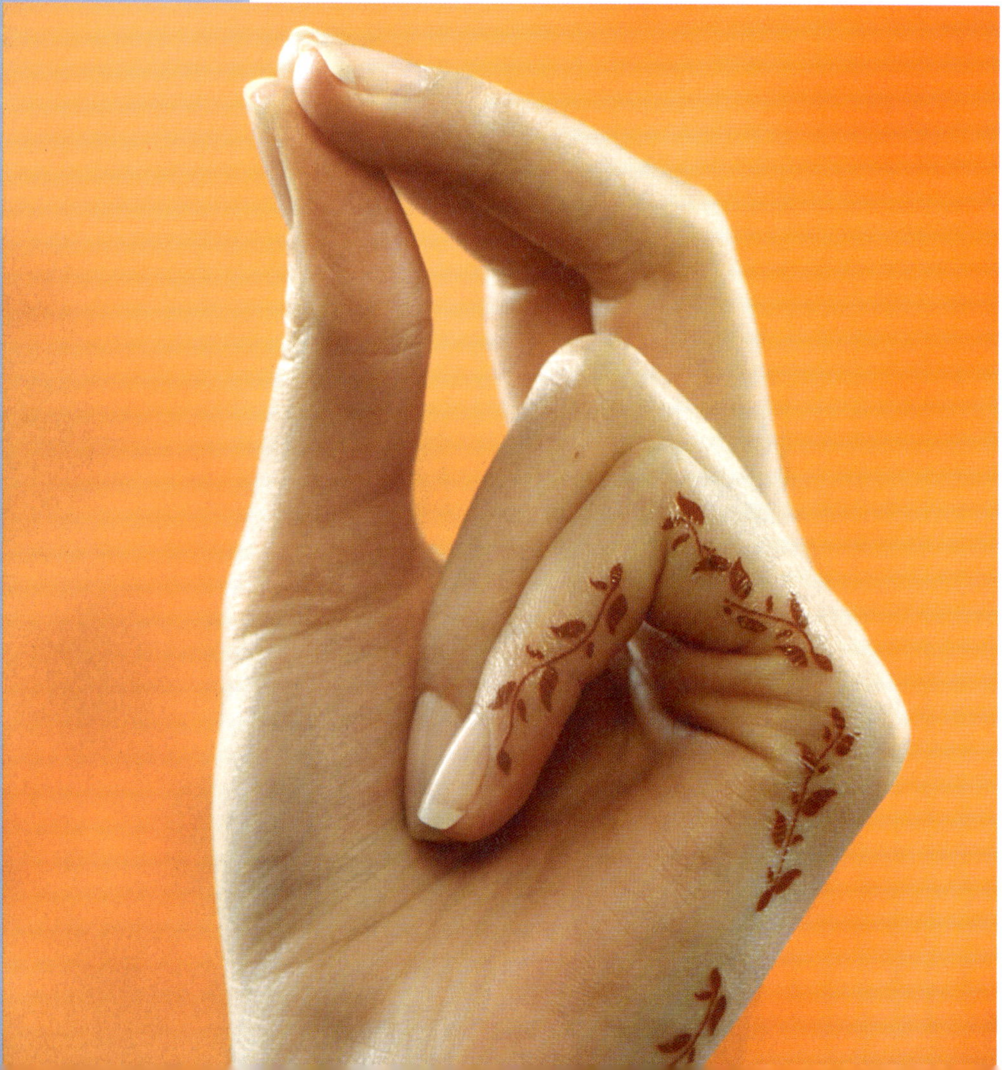

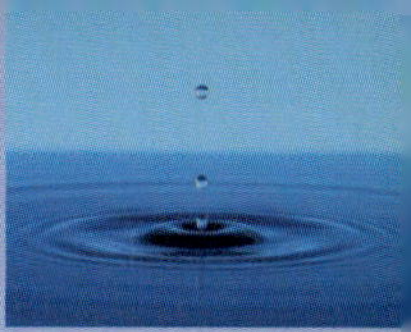

zum anderen auf Dehnung, Konzentration und Atmung beziehen.
Zu den Eigenschaften der *asanas* und damit auch zu den Anforderungen, die an sie gestellt werden, zählen die Folgenden:

- Jede Körperübung soll bequem sein.
- Jede Körperübung soll in einer festen Form ablaufen.
- Jede Körperübung soll mit Leichtigkeit ausgeführt werden.

Jede Körperübung soll bequem sein

Sicherlich wird diese Forderung so manchen Anfänger überraschen, denn viele Übungshaltungen werden Ihnen zu Beginn das Gefühl geben, Sie seien steif wie ein Brett – von Bequemlichkeit keine Spur! Es zieht und drückt überall. Mit zunehmender Übung werden Sie erleben, wie sich Ihr Beweglichkeitsradius vergrößert und Stellungen, bei denen Sie zunächst das Gefühl hatten, Ihre Knochen zu verknoten, tatsächlich allmählich bequem werden. Solche Erfolge können Sie natürlich in beinahe jeder Sportart nach einiger Zeit erkennen. Doch beim Yoga gehört nicht nur eine Verbesserung der körperlichen Beweglichkeit zum Erfolg, sondern gleichzeitig eine entsprechende Verbesserung Ihrer psychischen Verfassung, Ihrer gedanklichen Offenheit. Yoga schafft Harmonie im gesamten Menschen.

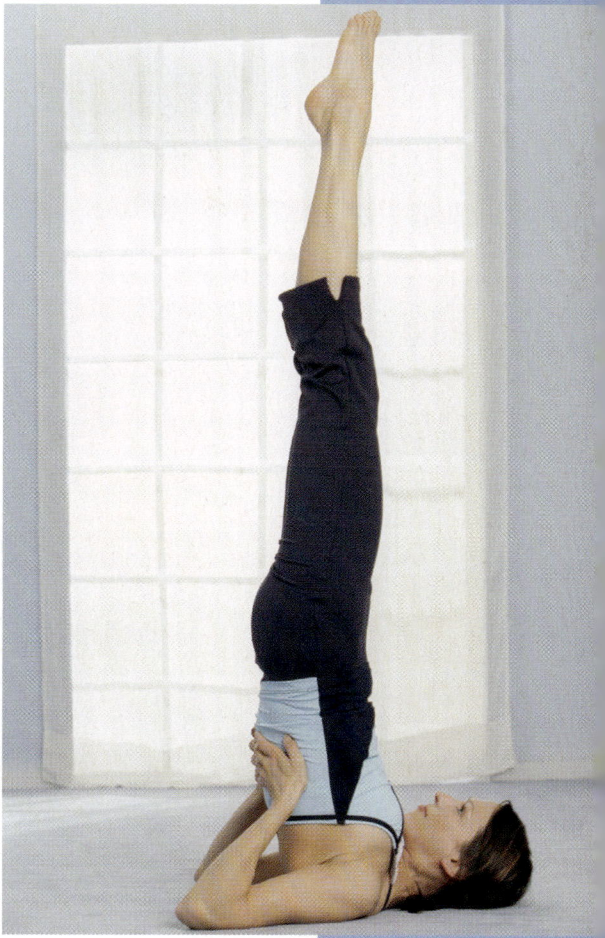

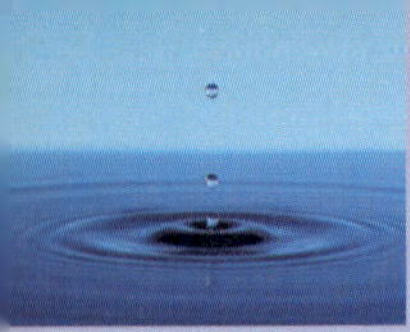

Achten Sie dabei vor allem auf Ihre Atmung. Sie werden bemerken, dass Ihr Körper eigentlich mehr Kraft investiert, als er müsste. Wenn Sie dieses erst einmal erkannt haben, können Sie Ihre Übungen tatsächlich mit weitaus mehr Leichtigkeit ausführen.

Jede Körperübung soll in einer festen Form ablaufen

Üben Sie jede Körperübung so lange, bis Sie die »Choreographie« fest im Griff haben. Achten Sie auf jede Bewegung und prägen Sie sie sich ein. Nur das beständige Üben garantiert eben jenen festen Bewegungsablauf, der für die Wirksamkeit einer Yoga-Übung so wichtig ist.

Jede Körperübung soll mit Leichtigkeit ausgeführt werden

Auch die angestrebte Leichtigkeit ist für jeden Yoga-Einsteiger zunächst nur schwer zu erreichen. Gerade wenn die ersten beiden Bedingungen Bequemlichkeit und Festigkeit noch in weiter Ferne liegen, mag auch an Leichtigkeit noch keiner so richtig zu denken. Da Yoga aber auch eine »Gymnastik für Seele und Geist« ist, kann man ver-

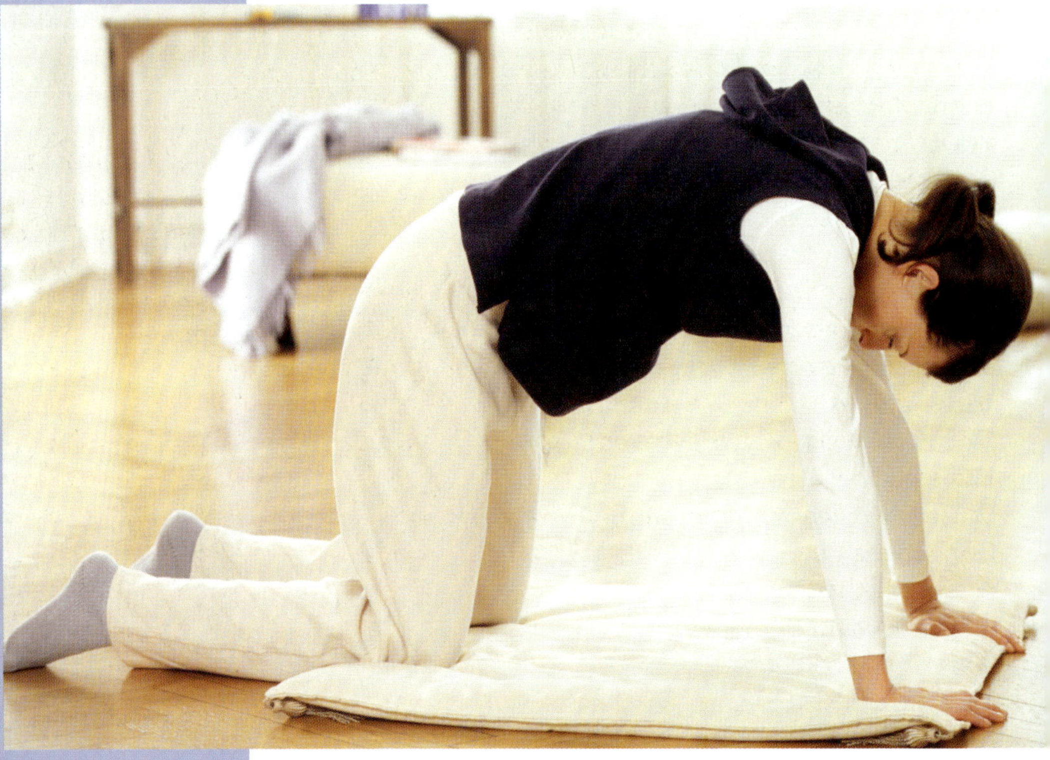

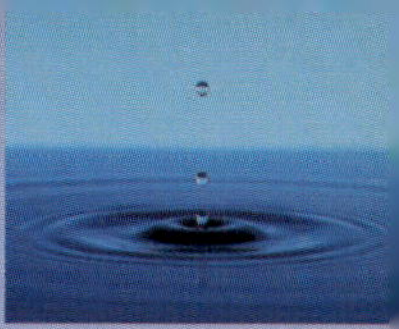

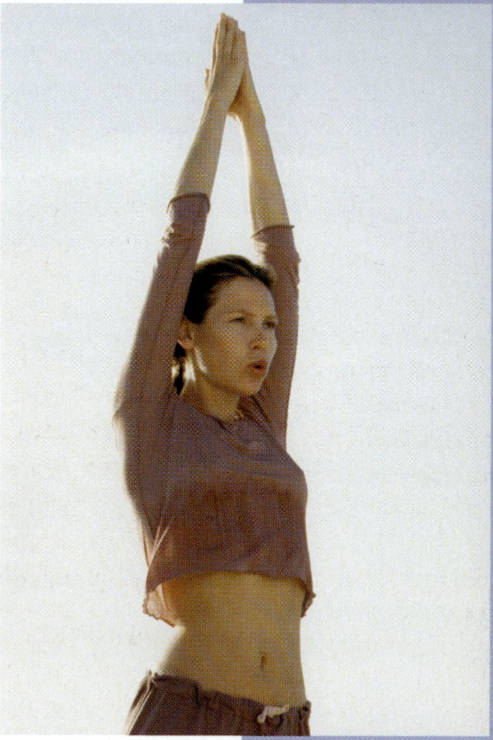

suchen, Leichtigkeit zu erreichen, indem zunächst der Geist mit der Übung beginnt. Konkret heißt das, dass Sie eine Ihnen unbekannte Übung erst einmal in Ihrer Vorstellung ausführen – ganz genau, Schritt für Schritt! In Kombination mit der richtigen Atemtechnik werden Sie lernen, Ihre Kraft nur dort einzusetzen, wo Sie gefordert wird.

Mit Yoga erreichen Sie die absolut natürliche Beweglichkeit. Sie sollten dabei auf keinen Fall ungeduldig werden und Ihren Körper überfordern, um Schädigungen wie Zerrungen, Überdehnungen und Verdrehungen zu verhindern. Bleiben Sie immer auf dem Mittelweg, indem Sie Ihre Kräfte ausschöpfen, aber nicht überbeanspruchen! Dies ist der beste und vor allem erfolgreichste Weg, Bequemlichkeit, Festigkeit und Leichtigkeit zu finden.

Vielleicht werden Sie sich anfangs ein wenig lächerlich fühlen, wenn Sie versuchen, sich in Ihrer Vorstellung beispielsweise über den Scheitelpunkt Ihres Kopfes hinaus an die Decke über sich zu tasten. Doch solche Vorstellungen gehören zu fast jeder Yoga-Übung – Sie werden schon bald nichts Ungewöhnliches in dieser Form der Körperwahrnehmung sehen.

Die Dehnung

Unter aktiver Dehnung versteht man im Yoga etwas gänzlich anderes als in gängigen Gymnastikschulen. Mit dem so genannten Stretching hat die aktive Dehnung nichts gemein. Es geht vielmehr darum, dass man in seinem Geiste über den eigenen Körper hinauswächst. Praktisch sieht das so aus:

Stellen Sie sich aufrecht hin und tasten Sie sich in Ihrer Vorstellung über

- Ihren Scheitel,
- Ihr Steißbein,
- Ihre Fingerkuppen,
- Ihre Fersen und
- Ihre Zehen hinaus.

Dies ist der Weg, der von einer ganz normalen Körperstreckung zu einer aktiven Dehnung führt. Sicherlich wird Ihnen diese Art der Dehnung zunächst ungewohnt vorkommen.

Richtige Konzentration ist Grundvoraussetzung für die Beherrschung der korrekten Atemtechnik. Durch richtiges und volles Atmen schaffen wir Energie, Ausgeglichenheit und Heiterkeit. Gewöhnen Sie sich an, in Stresssituationen tiefe Atemzüge zu machen. Das beruhigt die Nerven und gibt den Blick frei auf das Wesentliche.

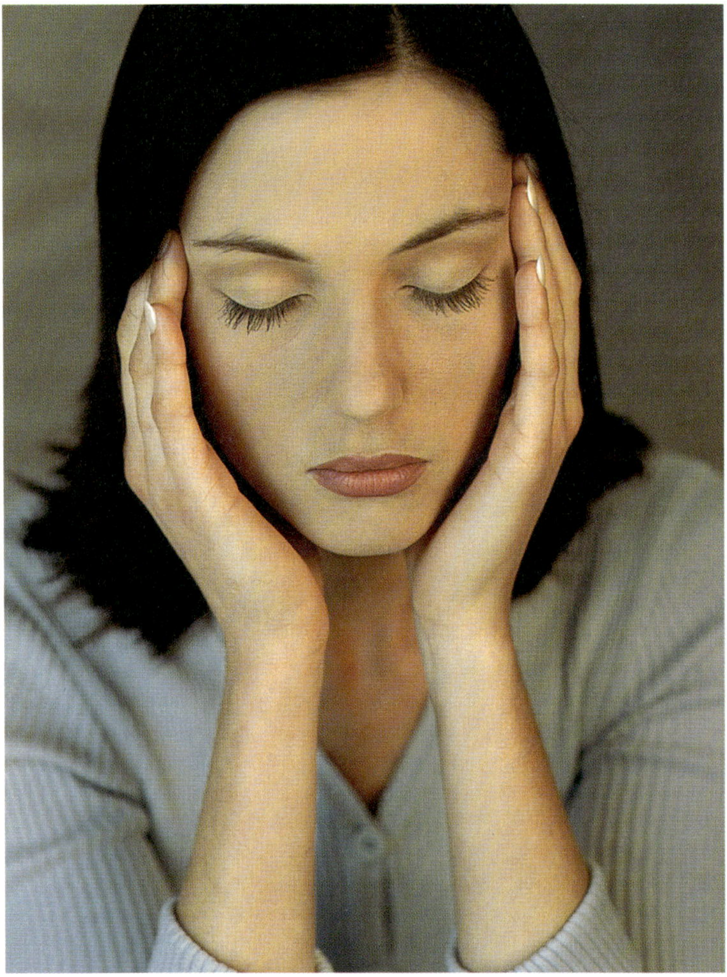

Die Konzentration

Yoga-Übungen sind keine leeren Gymnastikübungen für einen straffen Körper, sondern erfordern in jedem Bewegungsablauf Ihre volle Konzentration. Körper und Kopf sind zu gleichen Teilen an jeder Übung beteiligt – immer.

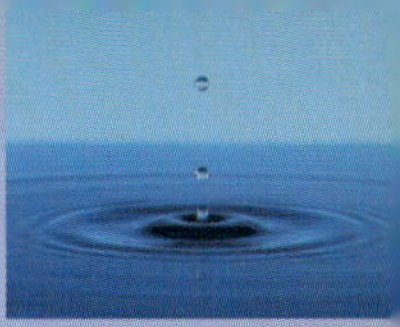

Die Atmung

Neben den spezifischen Atemübungen, auf die wir später noch eingehen werden, sollten Sie während der Körperübungen vor allem auf vier Aspekte der Atmung achten.

- Atmen Sie bewusst.
- Atmen Sie voll.
- Atmen Sie entspannt.
- Atmen Sie rhythmisch.

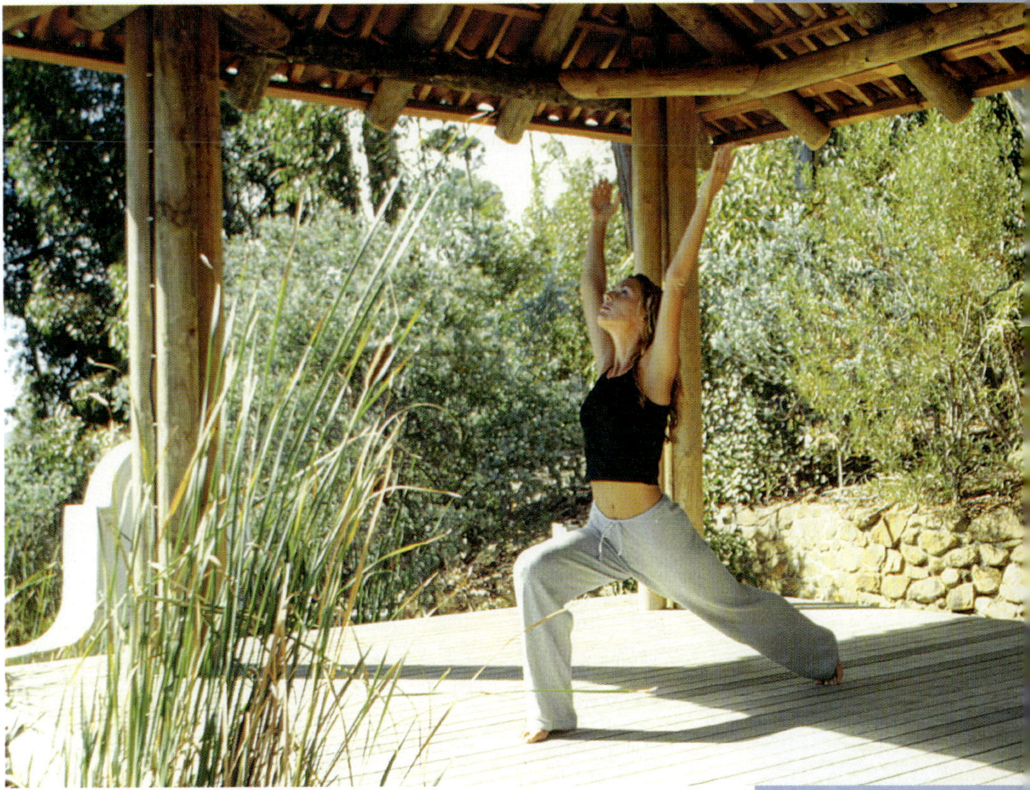

Atmen Sie bewusst

Bewusstes Atmen ist gar nicht so einfach. Solange wir nicht unter Atemnot leiden, nehmen wir meist gar nicht wahr, dass wir überhaupt atmen. Lernen Sie, sich Ihrer Atmung bewusst zu werden. Das ist der erste Weg zu einer gesünderen Atmung.

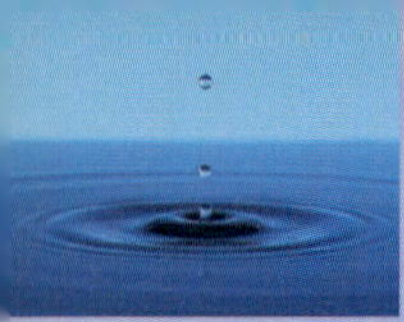

Bewusste tiefe Atmung belebt die Zellen und erhöht Ihre Lebensenergie. Nehmen Sie sich deshalb stets Zeit für das richtige Atmen und atmen Sie fließend und gleichmäßig. Wichtig: Beim Einatmen bewegt sich der Bauch nach außen, beim Ausatmen nach innen.

Atmen Sie voll

Eigentlich atmen wir alle zu wenig – zu wenig ein und zu wenig aus. Und vor allem: Die an der Atmung ansonsten beteiligten Körperregionen wie Bauch, Rippen oder Brust bleiben in der Regel reglos.
Lernen Sie, so zu atmen, dass jeder Atemzug sich aus Bauch-, Rippen- und Brustatmung zusammensetzt (siehe Seite 50 ff.). Haben Sie diesen Punkt erreicht, beherrschen Sie die Vollatmung.

Atmen Sie entspannt

Bei der Einatmung spannen sich die Muskeln auf natürliche Weise an. Sie können dies beobachten, sollten es aber nicht beeinflussen. Wichtig ist, dass Sie ganz leise atmen. Vor allem die Schulter- und Brustmuskeln neigen bei der Einatmung zur Verspannung und können so die Atmung behindern. Lockern Sie die Muskeln hier immer wieder, machen Sie sich das Loslassen bewusst. Die Ausatmung sollten Sie als Entspannung empfinden.

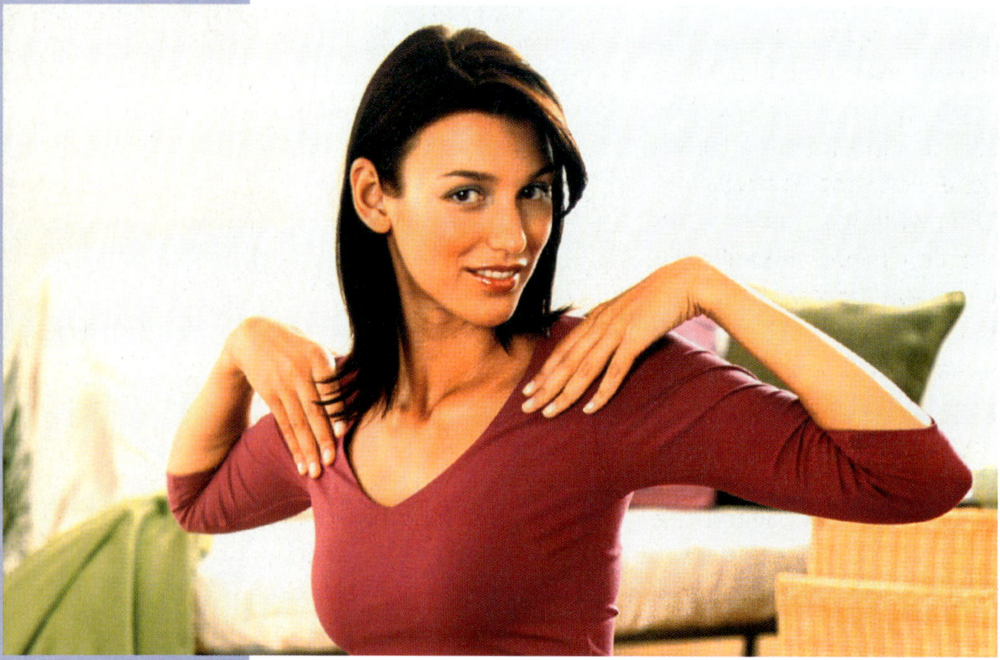

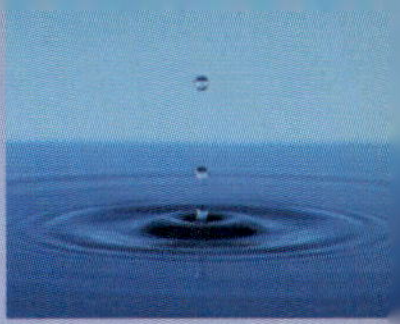

Atmen Sie rhythmisch

Finden Sie Ihren eigenen Atemrhythmus und bleiben Sie dabei. Voraussetzung dafür ist allerdings, dass Sie gelernt haben, wirklich bewusst zu atmen. Achten Sie darauf, dass die Einatmung immer um die Hälfte kürzer ist als die Ausatmung.
Manche empfinden es auch als wohltuend, zwischen zwei Atemzügen eine kleine Atempause zu machen, doch ist dies nicht zwingend notwendig.

Wann?

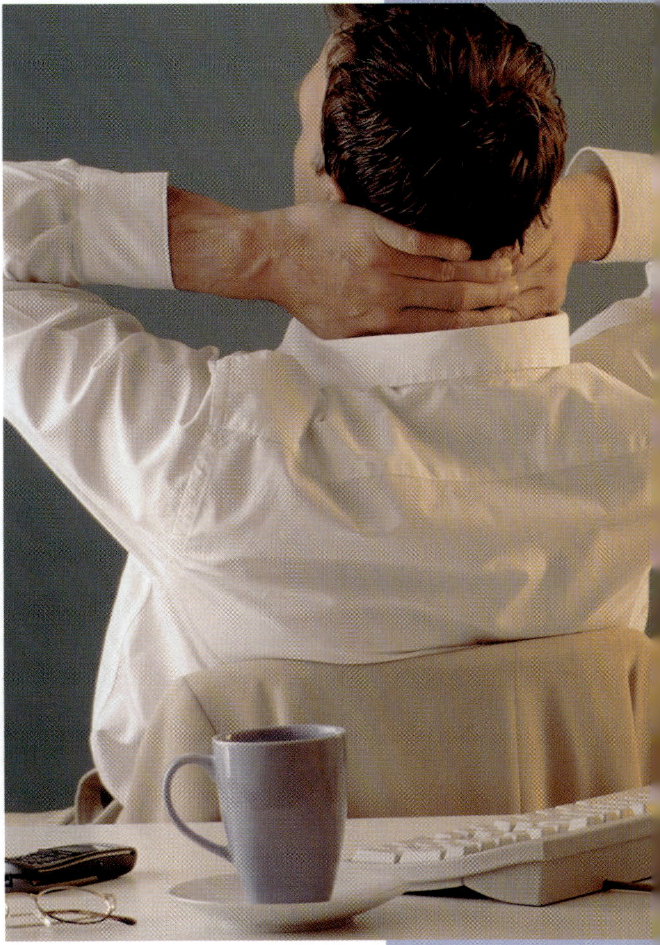

»Morgenstund hat Gold im Mund.« Nutzen Sie den frühen Tag für Ihr Yoga-Programm. Die morgendliche Steifheit wird sich schnell verziehen und Sie gehen frisch, wirklich ausgeruht und munter in einen neuen Tag. Morgenmuffel profitieren von solch frühem Training am meisten. Natürlich kostet die morgendliche Aktivität anfangs viel Überwindung, aber Sie werden sehen, wie sehr die Übungen Ihr Wohlbefinden beeinflussen. Vor allem wenn Ihr Blutdruck morgens im Keller ist, wirkt Yoga besser als Kaffee.
Abendliches Üben empfiehlt sich dann, wenn Sie erschöpft und ausgepowert von der Arbeit kommen. Ein paar Yoga-Übungen –

Eine Yoga-Sitzung ist auch immer dann sinnvoll, wenn Ihr Kopf Schwerstarbeit leisten muss. Sowohl in Prüfungssituationen als auch bei Sorgen und Problemen, Ängsten und Zweifeln, die Ihnen keine Ruhe mehr lassen und all Ihre Gedanken beanspruchen, hilft Ihnen das Yoga-Training abzuschalten und die Gedankenmaschinerie zum Stillstand zu bringen.

konzentriert ausgeführt – wirken Wunder: Sie fühlen sich wieder fit und weniger müde.

Üben Sie stets mit nüchternem Magen. Die letzte große Mahlzeit sollten Sie mindestens zwei Stunden vor dem Üben zu sich genommen haben, ein kleinerer Snack sollte ungefähr eine halbe Stunde zurückliegen. Beachten Sie diese Regel unbedingt, denn es gibt einige Übungen, die den Bauchraum verkleinern und die Verdauungsorgane zusammendrücken. Außerdem darf die Verdauung Ihre Energie nicht blockieren. Vermeiden Sie es auch, vor dem Üben allzu viel zu trinken, da der Magen sonst ebenfalls voll ist und auch dieses bei einigen Übungen immens stört.

Wo?

Suchen Sie in Ihrer Wohnung eine Stelle, die Ihnen etwa vier Quadratmeter Platz bietet und – im Idealfall – immer für Ihre Yoga-Übungen zur Verfügung stehen kann. Im

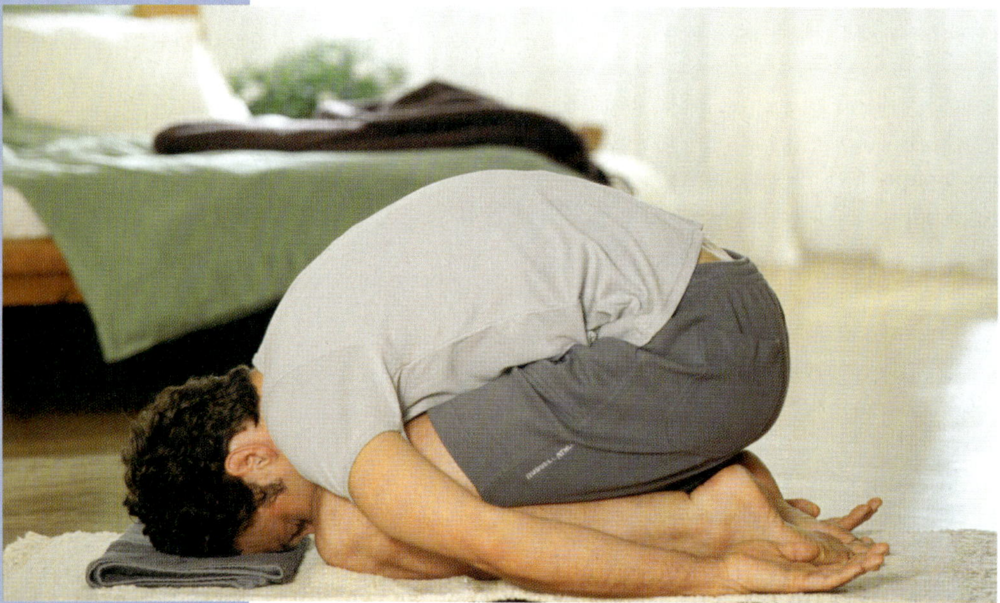

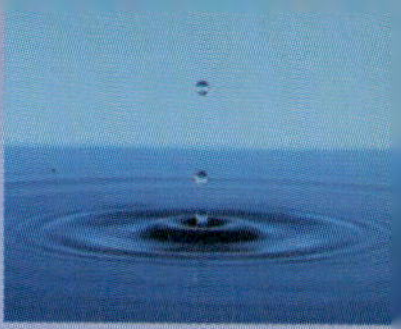

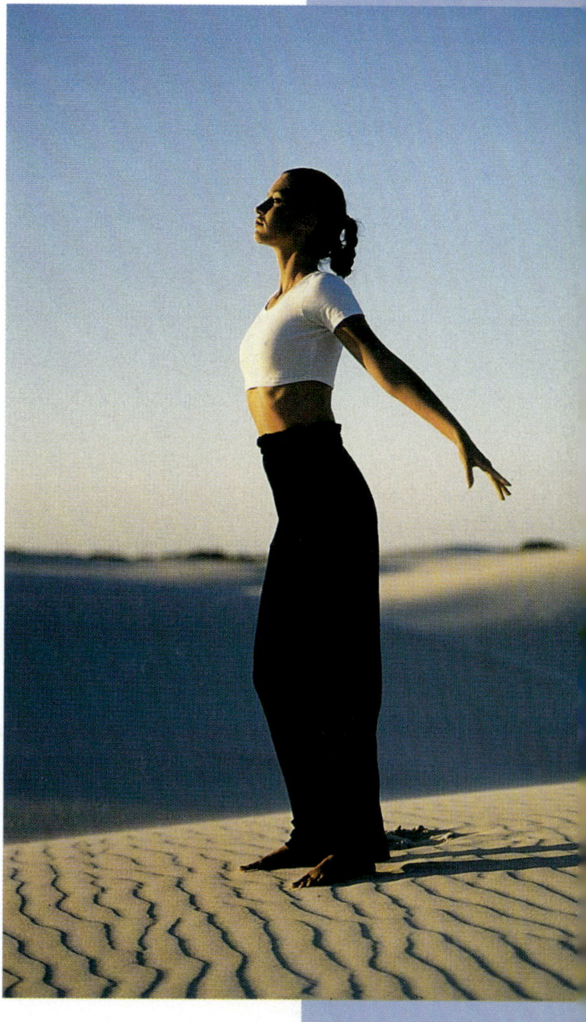

Sommer können Sie natürlich auch im Garten oder auf dem Balkon üben, sofern dieser wirklich ruhig ist. Wählen Sie einen Ort, der Ihnen zusagt, der warm und behaglich ist und vor allem frei von Zugluft, denn Sie werden sicher ins Schwitzen kommen. Wichtig ist, dass Sie nicht frieren und sich an diesem Ort wohl fühlen.

Im Handel sind Yoga-Matten erhältlich, die sich sowohl für Übungen im Liegen als auch für Übungen im Sitzen eignen. Eine große weiche Decke tut es aber auch; Voraussetzung ist, dass Sie von Kopf bis Fuß auf eine solche Decke passen.

Bei den Übungen im Stehen dürfen Sie auf keinen Fall ausrutschen. Achten Sie also darauf, dass Sie mit beiden Beinen fest und sicher auf dem Boden stehen. Wenn Ihr Fußboden dies nicht gewährleisten kann, sollten Sie sich eine rutschfeste Gummimatte zulegen.

Wie?

Tragen Sie zum Üben weite bequeme Kleidung und vor allem weder Schuhe noch Strümpfe. Wollen Sie Ihre Haltung vor einem Spiegel kontrollieren, so empfiehlt sich ein anliegendes Trikot, dass aber nicht zu eng sein darf, damit es Sie nicht von den Übungen ablenkt. Yoga kann auch immer in Straßenkleidung praktiziert werden. Allerdings muss auch diese Kleidung bequem sein. Legen Sie dazu

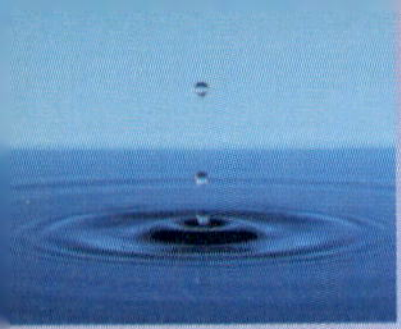

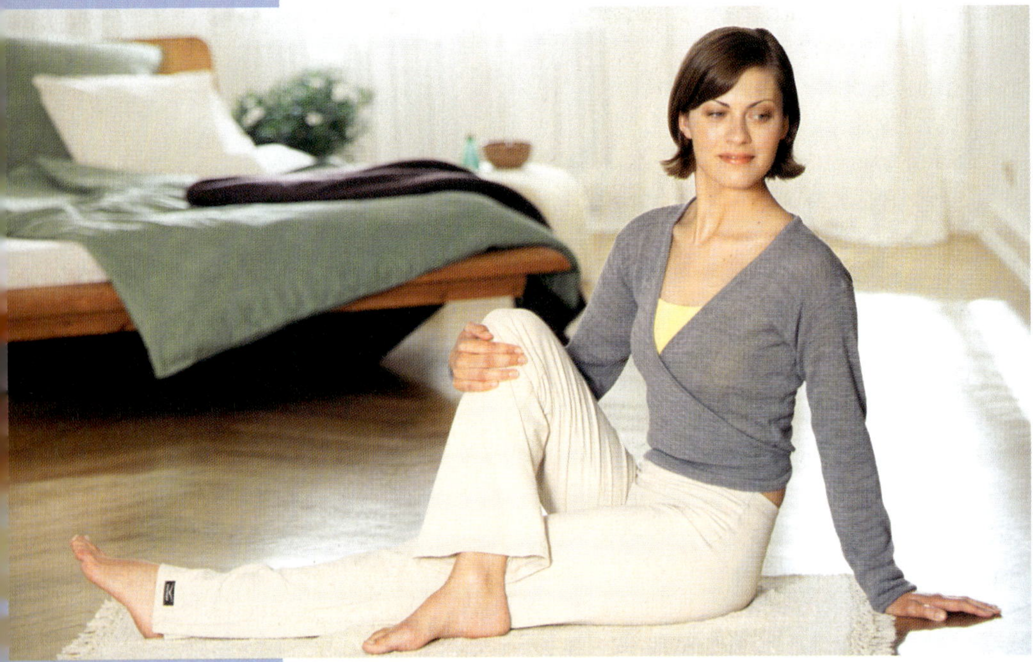

Stellen Sie sicher, dass Sie in Ruhe und ohne Störungen von außen üben können und niemand in Ihre persönliche Übungssitzung platzen kann.

Schmuck und Brille beiseite und lockern Sie Hemdkragen und Hose, damit Sie sich beim Üben wirklich wohl fühlen. Stellen Sie sich eine Flasche Wasser bereit, denn Trinken ist für den Reinigungsprozess wichtig.

Wie oft?

Üben Sie höchstens viermal, mindestens aber zweimal in der Woche jeweils 30 Minuten. Wenn eine solche Zeitspanne in Ihrem Tagesplan nicht realisierbar ist, dann verteilen Sie die Übungszeit auf jeweils 15 Minuten morgens und abends.

An den trainingsfreien Tagen kann sich Ihre Muskulatur erholen und auf diese Weise besser an die neuen Bewegungen anpassen, ohne dabei zu sehr strapaziert zu werden.

Es empfiehlt sich, lieber jeden zweiten Tag 30 Minuten zu üben als zwei Stunden einmal pro Woche.

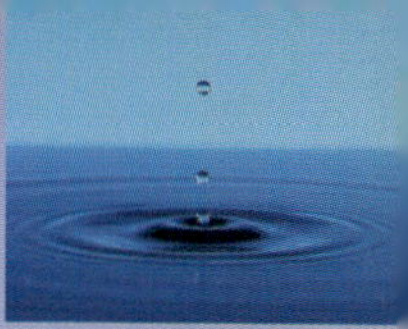

Noch ein Wort zum regelmäßigen Üben: Auch wenn Sie sich vornehmen, Yoga als festen Bestandteil in den Tagesplan zu integrieren, werden immer wieder Hindernisse auftreten. Mal fühlen Sie sich nicht wohl, mal gibt es einen unaufschiebbaren Termin, mal sind Sie auf Reisen und Ihr Zeitplan ist ein anderer.

Auch die altehrwürdigen Yoga-Meister kannten dieses Problem: Für sie ist jeder, der trotzdem weitermacht und die inneren Widerstände überwindet, ein Held. Lassen Sie sich also nicht entmutigen, wenn die Zeit zum Üben mal wieder nicht reicht. Machen Sie einfach am nächsten Tag weiter. Bleiben Sie aber dabei, auch wenn Sie immer wieder neu beginnen müssen.

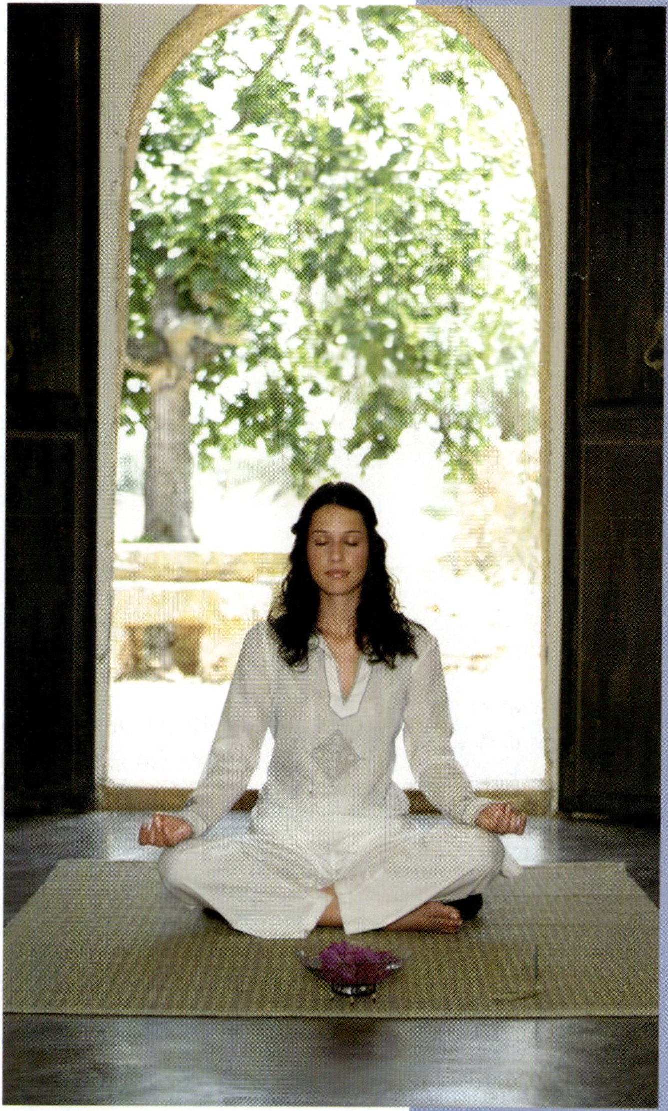

Wann nicht?

Yoga vermag vieles zu heilen. Vergessen Sie aber nicht, dass wie im Sport auch beim Yoga das Üben nicht immer angebracht ist. Es gibt Situationen, bei denen man nur langsam und vorsichtig üben sollte.

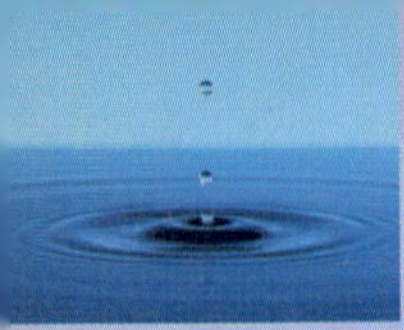

- Sie waren krank (eine fiebrige Grippe, ein Magen-Darm-Infekt etc.) und mussten Antibiotika einnehmen.
- Sie sind extrem erschöpft, weil Sie zu wenig geschlafen und zu viel gearbeitet haben.
- Sie haben starke Menstruationsblutungen. Sehr intensives Training kann die Blutung verstärken.
- Sie haben eine längere Trainingspause gemacht.

Bei den folgenden Erkrankungen oder Verletzungen sollten Sie Ihr Yoga-Training zunächst ganz reduzieren und es erst nach Absprache mit Ihrem Arzt wieder aufnehmen:

- Sie leiden unter anhaltenden und starken Rückenschmerzen (Bandscheibenschaden, Ischias, Hexenschuss etc.).
- Sie leiden unter starken Nackenschmerzen (vor allem im Zusammenhang mit einem Autounfall).
- Sie haben irgendwo im Körper eine Entzündung, die sich durch starkes Training verschlimmern könnte.
- Sie leiden unter Bluthochdruck. Intensive Yoga-Übungen können den Blutdruck noch weiter in die Höhe treiben.
- Sie wurden vor kurzem operiert und die Narben könnten sich durch ungünstige Yoga-Haltungen verziehen.
- Sie sind im Endstadium einer Schwangerschaft.

Tipps für das richtige Training

Entgegen der verbreiteten Meinung kann sich jeder Muskel am besten aufbauen und kräftigen, wenn man ihn in Maßen dehnt und trainiert. Gehen Sie also nie bis an Ihre Grenze!

Beim Yoga-Training ist es wichtig, dass Anspannung und Entspannung Ihrer Muskeln immer im Gleichgewicht sind. In der Anspannungsphase wird das Blut aus den Muskeln und Organen gepresst, in der Entspannungsphase dagegen öffnen sich die Gefäße wieder und frisches Blut kann in die Gewebe fließen. Trainieren Sie zu sehr auf Kraft, findet die Entspannungsphase kaum statt – Ihre Muskeln werden zu fest, der gewünschte Durchblutungseffekt nimmt ab und der Stoffwechsel verringert sich. Beweglichkeit und Kraft, die lange anhalten sollen, lassen sich nur langsam aufbauen. Durch reines Krafttraining können Sie sich in kurzer Zeit zwar Muskelpakete erarbeiten, allerdings müssen Sie ständig weitertrainieren, um Erschlaffung zu vermeiden.

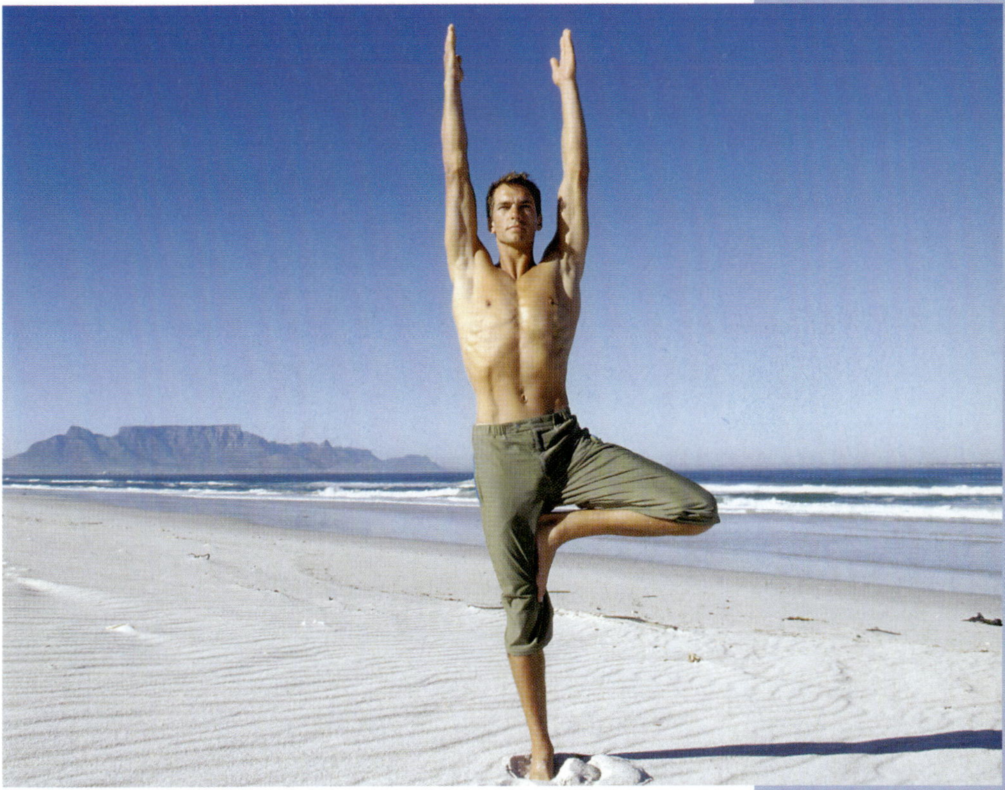

Die Muskulatur, wie sie im Yoga aufgebaut wird, ist lang, schlank und funktionsfähig. Sie ermöglicht Ihnen ein Leben voller Kraft und Energie, ohne dass Ihre Muskeln sich aufblähen. Ihr Körper bleibt in sich harmonisch, denn nur so ist er wirklich schön. Hören Sie auf die Bedürfnisse Ihres Körpers: Kräftigen Sie schwache Muskeln, dehnen und entspannen Sie verkürzte und verspannte Muskeln. So erreichen Sie Ihre Körperharmonie.

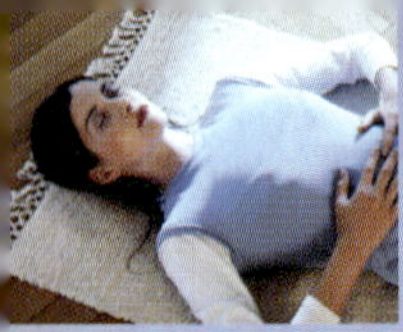

DIE ATEMÜBUNGEN

Im Yoga lernen wir, uns auf unseren Atem zu konzentrieren, ihn zu vertiefen und zu intensivieren. Ist er kraftvoll und ruhig, entschlackt er den Körper und der Geist kann entspannen. Es lohnt sich also, richtiges Atmen zu lernen.

Wie wichtig die Atmung für das Yoga ist, haben wir schon mehrfach erwähnt. Auch im alltäglichen Leben kann die richtige Atmung, wie man sie im Yoga erlernt, unser Wohlbefinden und unsere Gesundheit steigern.

Wir halten noch einmal fest: Richtig atmen heißt voll atmen. Brust (Obere Atmung), Rippen (Flankenatmung) und Bauch (Zwerchfellatmung) sollten bei der Atmung beteiligt sein. Nur so wird die Kapazität unserer Lungen komplett ausgeschöpft und wir nehmen mit einem Atemzug bis zu 2,5 Liter Luft auf. In der Alltagspraxis aber begnügen wir uns im Alltag – etwa wenn wir stundenlang und auch noch dazu in schlechter Haltung am Schreibtisch sitzen und uns wenig bewegen – mit nur einem halben Liter Luft.

Wen wundert es da, wenn wir unkonzentriert und erschöpft sind: Uns fehlt Sauerstoff. Folgeerscheinung ist, dass wir zu wenig Kohlendioxid ausatmen, dieses Gift in unserem Körper verbleibt und nach und nach unser ganzer Organismus verschlackt.

Die Vollatmung

Bei der Vollatmung verbinden sich Bauch-, Rücken- und Brustatmung. Üben Sie jede Teilatmung zunächst einzeln. Erst wenn Sie jede einzelne ohne Anstrengung beherrschen, verbinden Sie diese miteinander.

Wichtig ist, dass Sie stets durch die Nase ein- und ausatmen. Dadurch wird die Luft in den Nasengängen vorgereinigt, durch die Blutgefäße erwärmt und durch Wasserdampf in den Nebenhöhlen angefeuchtet. Bei der Atmung durch den Mund verlieren Zahnfleisch, Kehlkopf und Schleimhäute zu viel Feuchtigkeit und werden dadurch infektionsanfälliger.

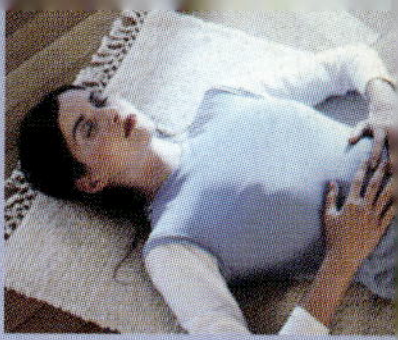

Zwerchfell- oder Bauchatmung

Legen Sie sich flach auf den Rücken. Nun legen Sie beide Hände so auf den Bauch, dass sich die Fingerspitzen berühren. Schließen Sie die Augen, damit Sie sich besser auf Ihren Körper und auf Ihre Atmung konzentrieren können. Zunächst atmen Sie gründlich aus. Atmen Sie ein und füllen Sie Ihre Lungen mit Luft. Lassen Sie zu, dass Ihr Bauch sich dabei langsam nach vorne wölbt und achten Sie darauf, wie Ihre Fingerspitzen auseinander gedrückt werden. Wenn Ihre Lungen voll sind, atmen Sie aus, indem Sie erst den oberen Teil Ihrer Lungen leeren. Üben Sie dabei leichten Druck auf Ihre Bauchdecke aus und spüren Sie, wie sie sich zusammenzieht. Wiederholen Sie diese Atmung ungefähr zwanzigmal.

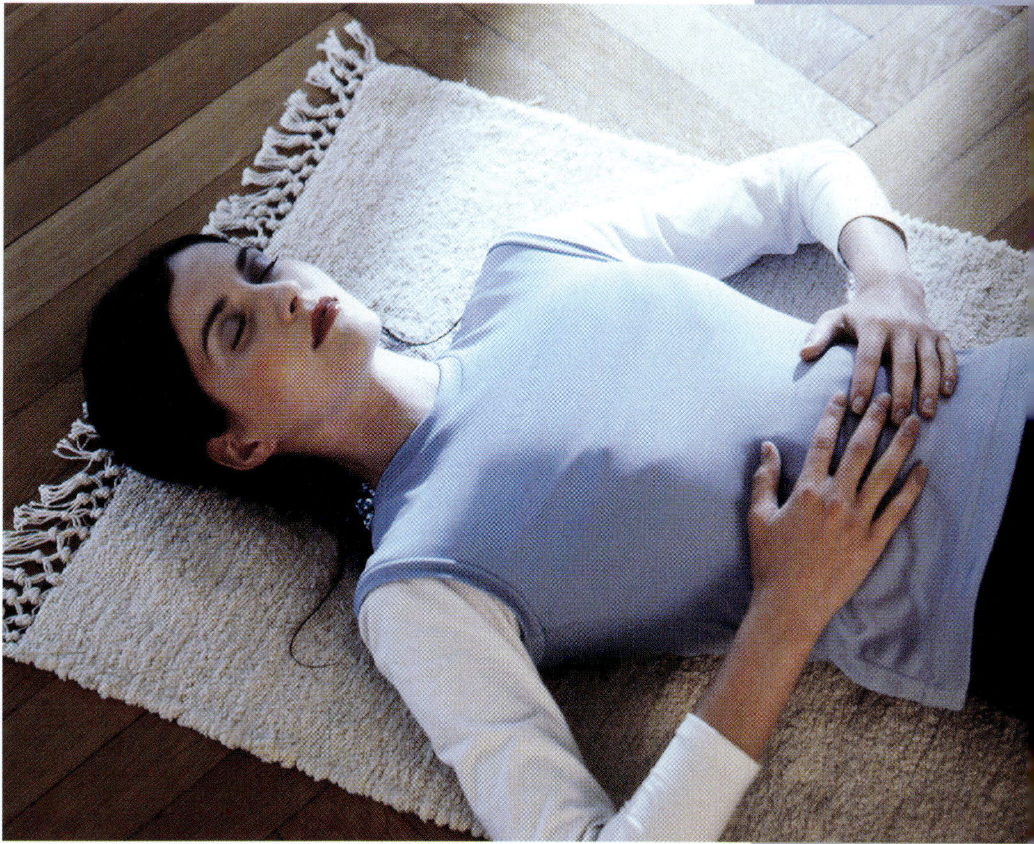

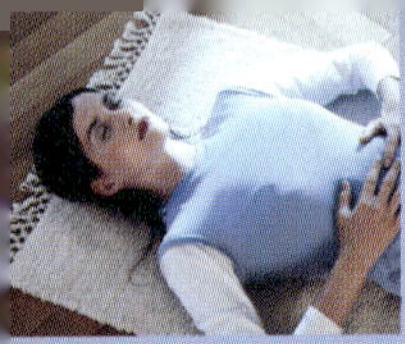

Flanken- oder Rippenatmung

Legen Sie sich flach auf den Rücken. Positionieren Sie Ihre Handflächen an Ihren Seiten, und zwar in Höhe der unteren Rippen. Atmen Sie gründlich aus. Während Sie nun langsam einatmen, stellen Sie sich vor, dass der größte Teil der Luft in die Flanken fließt. Der Brustkorb und die Rippen dehnen sich und die Hände werden zur Seite gedrückt. Wenn Ihre Lungen voll sind, atmen Sie langsam aus, wobei Ihre Rippen allmählich wieder absinken. Zu Beginn reichen etwa sechs Rippenatmungen, die Sie auf zehn steigern können.

Obere oder Brustatmung

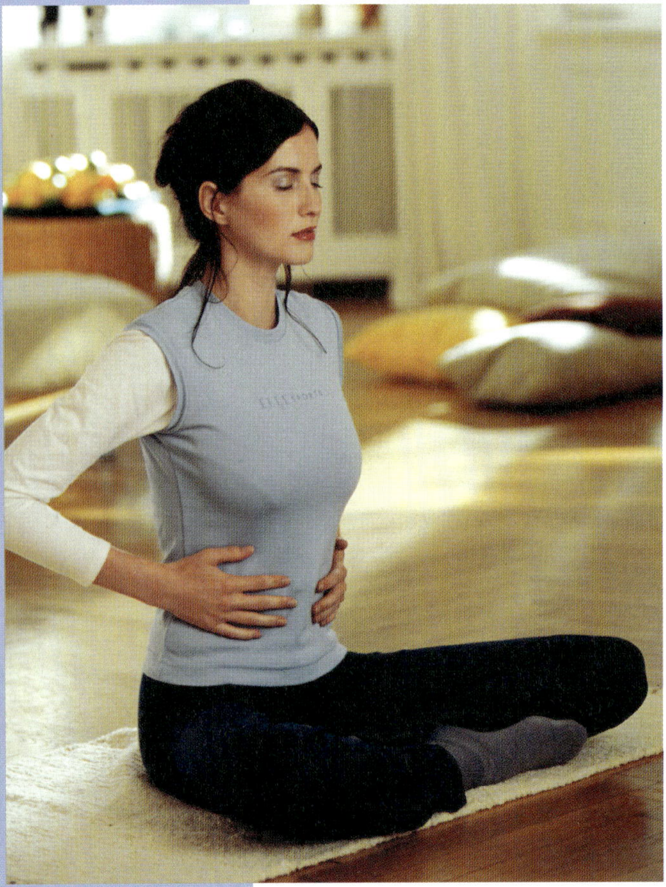

Auch diese Atmung können Sie am besten trainieren, wenn Sie auf dem Rücken liegen. Kreuzen Sie Ihre Unterarme über der Brust, wobei die linke Hand auf der rechten oberen Brust und dem rechten Schlüsselbein liegt und die rechte Hand auf der linken oberen Brust und dem linken Schlüsselbein. Atmen Sie vorbereitend aus. Nun atmen Sie ein und stellen sich dabei vor, wie der größte Teil der Atemluft in die Lungenspitzen und ins Brustbein fließt. Lassen Sie Ihren Brustkorb und die Schlüsselbeine sich ein wenig heben. Die Schultern dürfen dabei aller-

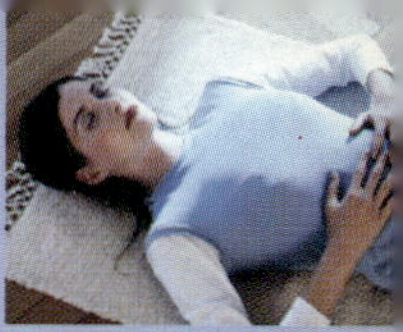

dings nicht nach oben gezogen werden. Beim langsamen Ausatmen senken sich allmählich Brustbein und Schlüsselbein. Zu Beginn reichen sechs Brustatmungen, die Sie allmählich auf zehn steigern können.

Vollatmung

Wenn Sie die drei oben beschriebenen Teilatmungen beherrschen, können Sie beginnen, sie zur Vollatmung zusammenzuführen. Dies ist zunächst nicht ganz einfach, doch mit zunehmender Übung wird es Ihnen leichter fallen, die Vollatmung und damit die natürliche Atmung unbewusst zu vollziehen und Ihre Fehlatmung auch im Alltag allmählich zu ersetzen.

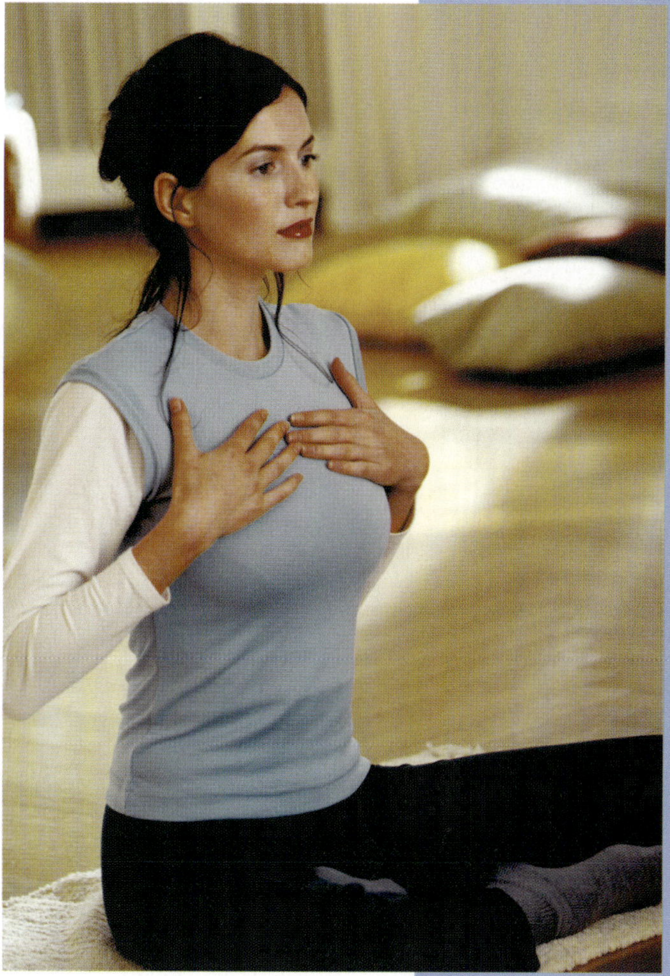

Legen Sie sich auf den Rücken und versuchen Sie, sich auf nichts anderes als Ihre Atmung zu konzentrieren. Atmen Sie gründlich aus. Lassen Sie die einströmende Atemluft zunächst in den unteren Teil der Lunge strömen und füllen Sie die Lungen allmählich ganz: Der Bauch hebt sich, dann dehnen sich die Rippen aus und schließlich weiten sich der obere Brustkorb und die Schlüsselbeine. Atmen Sie aus und entspannen Sie dabei nach und nach die Atemmuskeln. Zunächst sinken

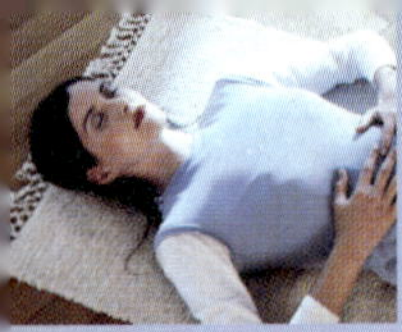

Brustbein und Schlüsselbeine, dann senken sich die Rippenbögen und schließlich zieht sich der Bauch zusammen. Am wichtigsten ist es, die richtige Reihenfolge zu beachten:

EINATMEN: Erst Bauch
dann Rippen
zuletzt Brustbein.
AUSATMEN: Erst Brustbein
dann Rippen
zuletzt Bauch.

Atmen wir flach und unregelmäßig, wird unser Körper nicht nur schlecht mit Sauerstoff versorgt, sondern es bilden sich Energieblockaden, die uns einengen. Tiefe Atmung hingegen lässt neuen Energiefluss zu und öffnet den Körper gegenüber unserer Umwelt.

Mit zunehmender Übung wird der Atem immer tiefer, gleichmäßiger und länger werden. Beginnen Sie zunächst mit sechs Vollatmungen und erhöhen Sie sie stetig. Anschließend entspannen Sie sich und atmen noch ein paar Minuten langsam ein und aus, wobei Sie auch hier auf die drei Phasen der Atmung achten.
Meist spüren Sie schon nach einigen Minuten, wie der lange tiefe Atem zu wirken beginnt. Sie werden das Gefühl von tiefer Ruhe und Ausgeglichenheit haben. Versuchen Sie deshalb umso mehr, diese Art der Atmung auch in Ihren Alltag zu integrieren und so den ganzen Tag lang entspannt und bei sich selbst zu sein.

Die Ausatmung

Die meisten Menschen atmen nicht genügend aus. Das für unseren Körper giftige Kohlendioxid verbleibt in den Lungen und nach und nach verschlackt der gesamte Körper. Die Anfälligkeit für Krankheiten steigt. Aus diesem Grund wird beim Yoga auch sehr viel Wert auf die Ausatmung gelegt. Und damit der ganzheitliche Ansatz nicht verloren geht, sollten Sie auch im Alltag Ihre Ausatmung intensivieren und vertiefen. Um dies zu erlernen, gibt es einige spezielle Atemübungen:

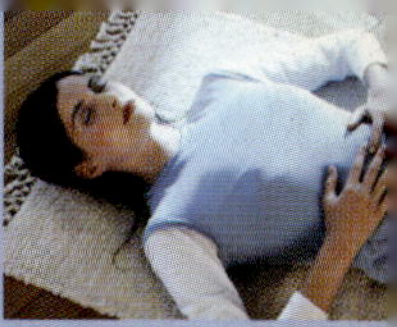

»Ha«

Wirkung

Diese Atmung ist ein wahrer Muntermacher. Durch den verstärkten Ausstoß von Kohlendioxid wird der Kreislauf schnell und wirksam angeregt. Müdigkeit verfliegt sofort.

Vorsicht
Bei Magenbeschwerden, Lebererkrankungen, Bluthochdruck, hohem Augeninnendruck oder einer drohenden Netzhautablösung ist diese Übung nicht geeignet.

Wiederholungen

3-mal

Übung

Stellen Sie sich aufrecht hin, die Füße stehen parallel, hüftbreit auseinander. Verteilen Sie Ihr Körpergewicht gleichmäßig auf beide Füße. Atmen Sie zunächst gründlich aus. Atmen Sie ein und heben Sie Ihre gestreckten Arme über die Seiten, bis sie senkrecht stehen. Beim Ausatmen lassen Sie Oberkörper und Arme entspannt nach vorne fallen. Gleichzeitig stoßen Sie ein deutlich hörbares »Ha« aus. Bei der nächsten Einatmung richten Sie Ihren Oberkörper wieder auf und führen die Arme wiederum über die Seiten nach oben. Bei der letzten Ausatmung lassen Sie nur Ihre Arme sinken.

»u-o-a-e-i«

Wirkung

Die Ausatmung wird verlängert. Das Sprechen und Singen der Vokale führt zu Vibrationen, die entspannend auf unterschiedliche Körperregionen wirken. Das »a« entspannt den Brustraum, das »e« den Hals- und Nackenbereich, das »i« den Kopf, das »o« die Körpermitte und das »u« das Becken.

Wiederholungen

Zunächst 6-mal, allmählich auf 10-mal steigern

Übung

Nehmen Sie eine bequeme Haltung ein und atmen Sie zunächst gründlich aus und dann tief ein. Beim Ausatmen sprechen oder singen Sie alle Vokale einzeln. Achten Sie

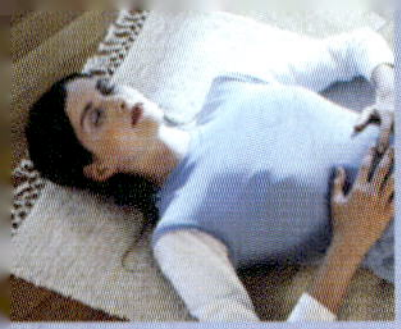

auf die Vibrationen in Ihrem Körper. Kombinieren Sie die Vokale, wie es Ihnen gefällt. Mit der Vokal-Atmung können Sie die Vollatmung unterstützen, indem Sie beim Ausatmen die Vokalreihe u-o-a-e-i sprechen. Beim Einatmen wiederholen Sie im Geiste die gleiche Vokalreihe. Auf diese Weise entspannen Sie Ihren Körper von unten nach oben – vom Becken bis zum Kopf.

»sss …«

Wirkung Die Ausatmung wird verlängert und vertieft. Die entstehende Vibration entspannt den gesamten Körper.

Wiederholungen 10- bis 15-mal

Übung Nehmen Sie eine bequeme Haltung ein, atmen Sie zunächst gründlich aus und dann tief ein. Beim Ausatmen sprechen Sie ein langes, weiches und stimmhaftes »s« wie beispielsweise bei Susanne. Achten Sie darauf, dass Sie ruhig und gleichmäßig ein- und ausatmen. Achten Sie darauf, wo das »s« in Ihrem Körper vibriert. Dort lösen sich Verspannungen allmählich auf.

Atemübungen im Alltag

Es gibt Atemübungen, mit denen Sie auch im Alltag zwischendurch Ihre Sauerstoff- und Energieaufnahme verbessern und Ihre Konzentrationsfähigkeit steigern können. Machen Sie sich diese Übungen zu einer Gewohnheit. Sie empfehlen sich immer dann, wenn Sie am wenigstens an Sie denken, nämlich wenn Sie sich ausgepowert oder nervös fühlen – dabei spielt es keine Rolle, wo Sie sich gerade aufhalten. Wichtig ist nur, dass Sie nicht gestört werden. Da sich diese Übungen aber auch als Vorbereitung für die Yoga-Atemübungen in einer Yoga-Sitzung eignen, haben wir sie ihnen vorangestellt.

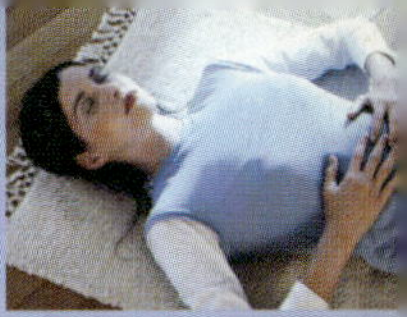

Atem spüren

Wirkung

Mit dieser Übung können Sie lernen, den Atem zu beobachten, ohne ihn zu beeinflussen. Die Konzentrationsfähigkeit steigert sich.

Wiederholungen

10-mal

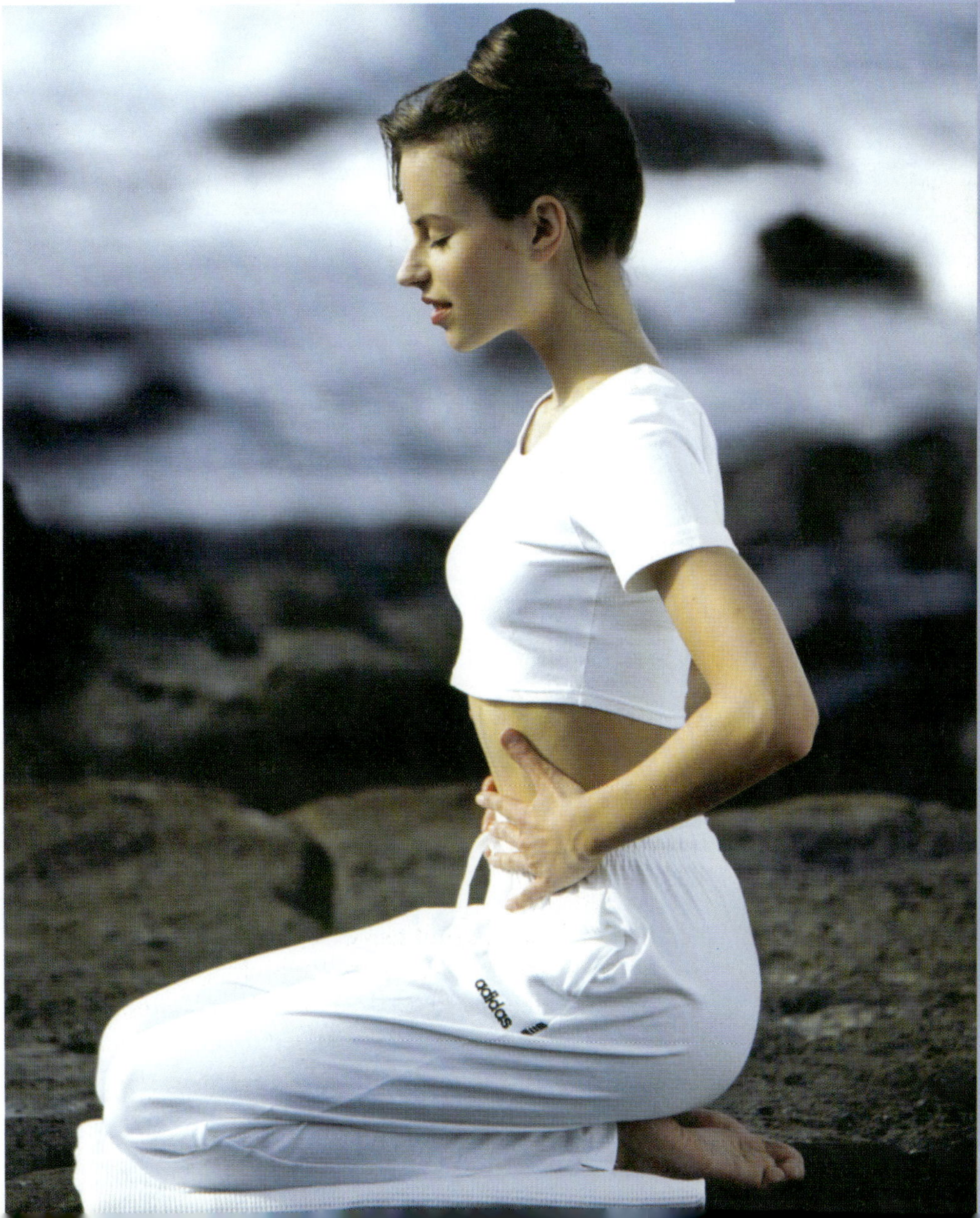

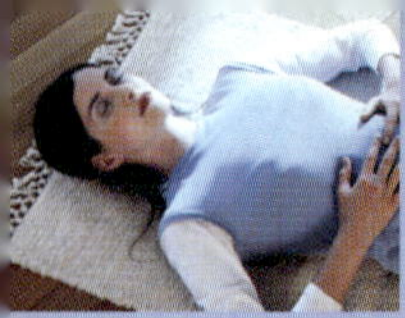

Übung

Atmen Sie zunächst gründlich aus. Achten Sie beim Einatmen nur auf den Luftstrom in Nase, Rachen, Luftröhre und Bronchien. Spüren Sie die Dehnung der Lunge. Achten Sie beim Ausatmen vor allem auf Ihre Lunge und Ihre Bronchien und erleben Sie bewusst, wie sie allmählich leer werden.

Finger spreizen

Wirkung

Die Atmung vertieft sich und der Brustkorb wird gedehnt.

Wiederholungen

5- bis 6-mal

Übung

Nehmen Sie mit geradem Rücken eine bequeme Haltung ein und atmen Sie zunächst gründlich aus. Mit der Einatmung spreizen Sie kräftig die Finger beider Hände. Beim Ausatmen lassen Sie allmählich wieder locker.

Beten

Wirkung

Diese Übung verspricht vollständige Entspannung.

Wiederholungen

Zunächst 3-mal, allmählich nach Belieben steigern

Übung

Nehmen Sie eine bequeme Haltung ein, der Rücken sollte dabei gerade sein. Legen Sie die Handflächen vor der Brust so aneinander, dass die Fingerspitzen nach oben zeigen. Verweilen Sie für mehrere Atemzüge in dieser »Gebetshaltung«. Achten Sie darauf, wie Ihr Körper sich entspannt und Ihr Atem allmählich ruhiger und tiefer wird.

Wenn Sie beim Einatmen die Handflächen kräftig aneinander drücken, können Sie die Übung in ihrer Wirkung verstärken. Der Druck sollte bei den Handwurzeln beginnen und sich über die Handflächen und Finger bis in die Fingerkuppen ausbreiten. Beim Ausatmen wird der Druck langsam wieder gelöst, und zwar wiederum zunächst in den Handwurzeln, dann in den Handflächen, den Fingern und zuletzt in den Fingerkuppen.

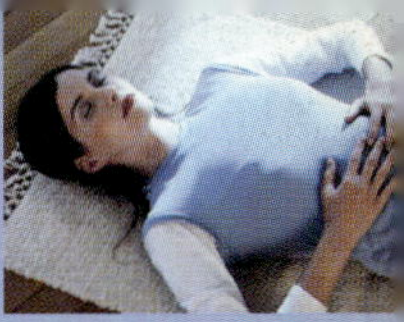

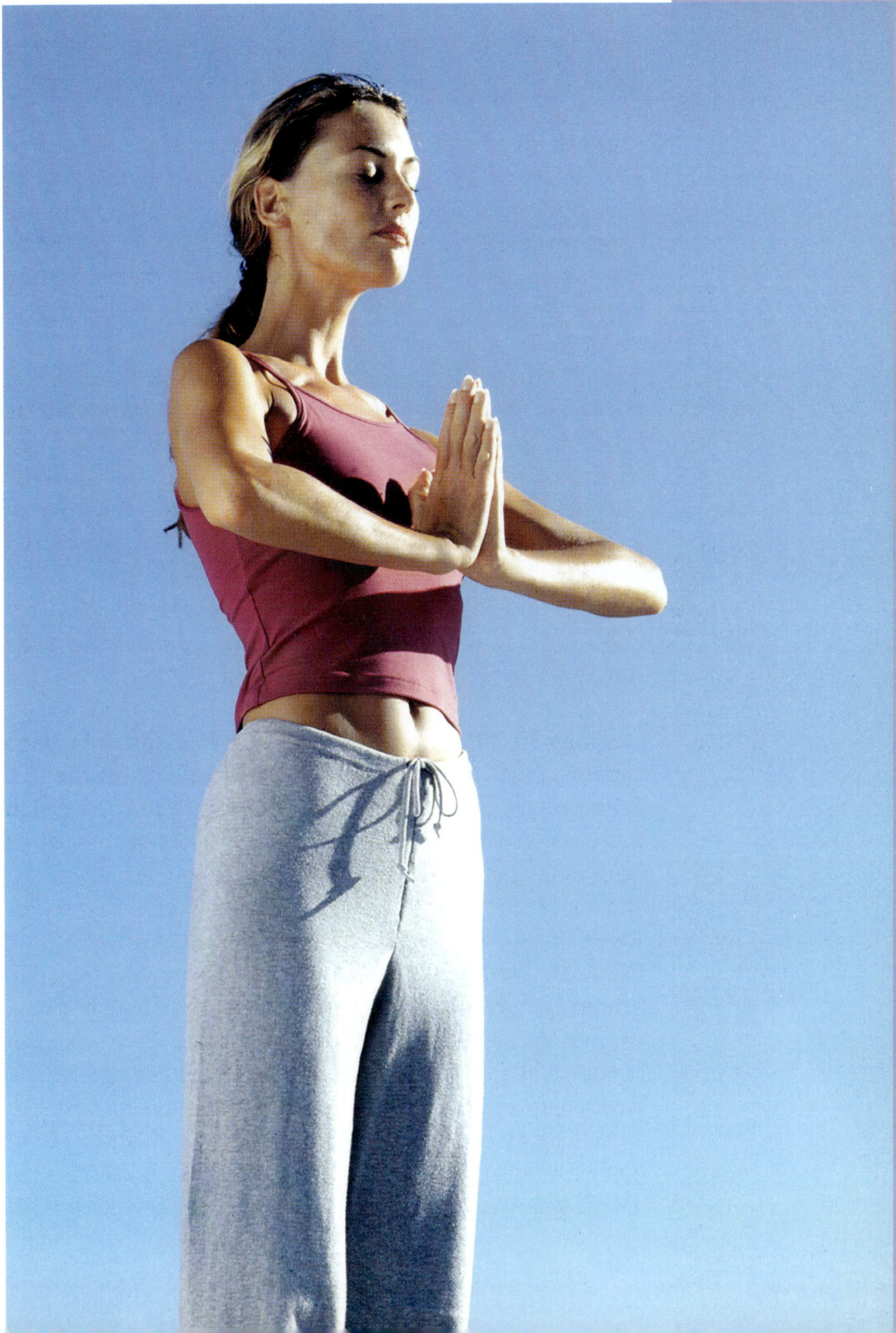

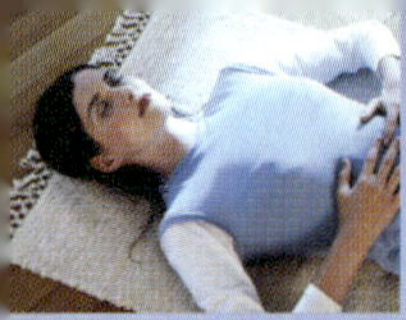

Strecken

Wirkung Das Zwerchfell wird gekräftigt und entspannt. Gleichzeitig wird die Atmung vertieft.

Wiederholungen 15-mal senken und 15-mal anheben

Übung Stellen Sie sich aufrecht hin, die Füße stehen parallel nebeneinander und das Gewicht ist gleichmäßig auf beide Füße verteilt. Atmen Sie zunächst gründlich aus. Heben Sie die Fersen mit der Einatmung und lassen Sie sie beim Ausatmen wieder sinken. Führen Sie anschließend die Übung in der umgekehrten Reihenfolge aus: Beim Ausatmen heben Sie die Fersen an und beim Einatmen lassen Sie sie wieder langsam sinken.

Schnuppern

Wirkung Sie atmen tiefer ein und entspannen dadurch auch das Zwerchfell.

Wiederholungen Zunächst 3-mal pro Einatmung, allmählich nach Belieben steigern

Übung Nehmen Sie mit geradem Rücken eine bequeme Haltung ein und atmen Sie zunächst gründlich aus. Atmen Sie nun in mehreren kleinen Zügen ein. Wenn Ihre Lungen gefüllt sind, atmen Sie in einem langen, ununterbrochenen und ruhigen Zug wieder aus.

Gähnen

Wirkung Die Rachenmuskeln werden entspannt. Verspannungen im Nackenbereich lösen sich. Die Atmung vertieft sich und es werden vermehrt Giftstoffe ausgeschieden.

Wiederholungen 5- bis 6-mal

Übung Nehmen Sie eine bequeme Haltung ein und atmen Sie zunächst gründlich aus. Atmen Sie langsam, aber tief ein. Öff-

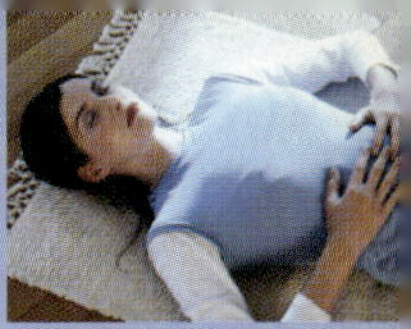

nen Sie dabei den Mund und weiten Sie den Rachenraum. Achten Sie darauf, dass der Unterkiefer entspannt absinkt. Atmen Sie dann langsam gähnend aus und schließen Sie ganz weich Ihren Mund. Wiederholen Sie das Gähnen einige Male.
Sie können die Wirkung dieser Übung verstärken, wenn Sie sich während des Ausatmens von Kopf bis Fuß dehnen und recken und dabei Laute von sich geben.

Lachen

Wirkung

Die Atmung wird vertieft, Giftstoffe werden vermehrt ausgeschieden und dass die Laune steigt, versteht sich von selbst.

Wiederholungen

5- bis 6-mal

Übung

Nehmen Sie eine bequeme Haltung ein und atmen Sie zunächst gründlich aus. Atmen Sie langsam, aber tief ein. Öffnen Sie den Mund ein wenig und sprechen Sie bei der gesamten Ausatmung ein ununterbrochenes »ha-ha-ha-ha«.
Wenn Sie Ihren Oberkörper dabei nach vorne beugen, vertieft sich das Lachen und die Übung wirkt stärker.

Riechen

Wirkung

Sie erfahren eine vollständige Entspannung.

Wiederholungen

6- bis 10-mal

Konzentrieren Sie sich ganz auf einen Duft oder Geruch, der bei Ihnen angenehme Gefühle auslöst. Atmen Sie riechend durch die Nase ein und stellen Sie sich vor, Sie würden diesen Duft wahrnehmen. Lassen Sie den Duft durch Ihren ganzen Körper ziehen.
Versuchen Sie, die Ausatmung ganz frei und entspannt zu genießen, indem Sie alles locker lassen und flüssig ausatmen.

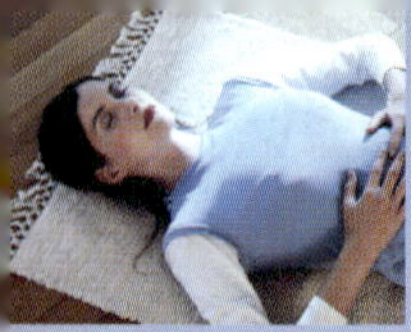

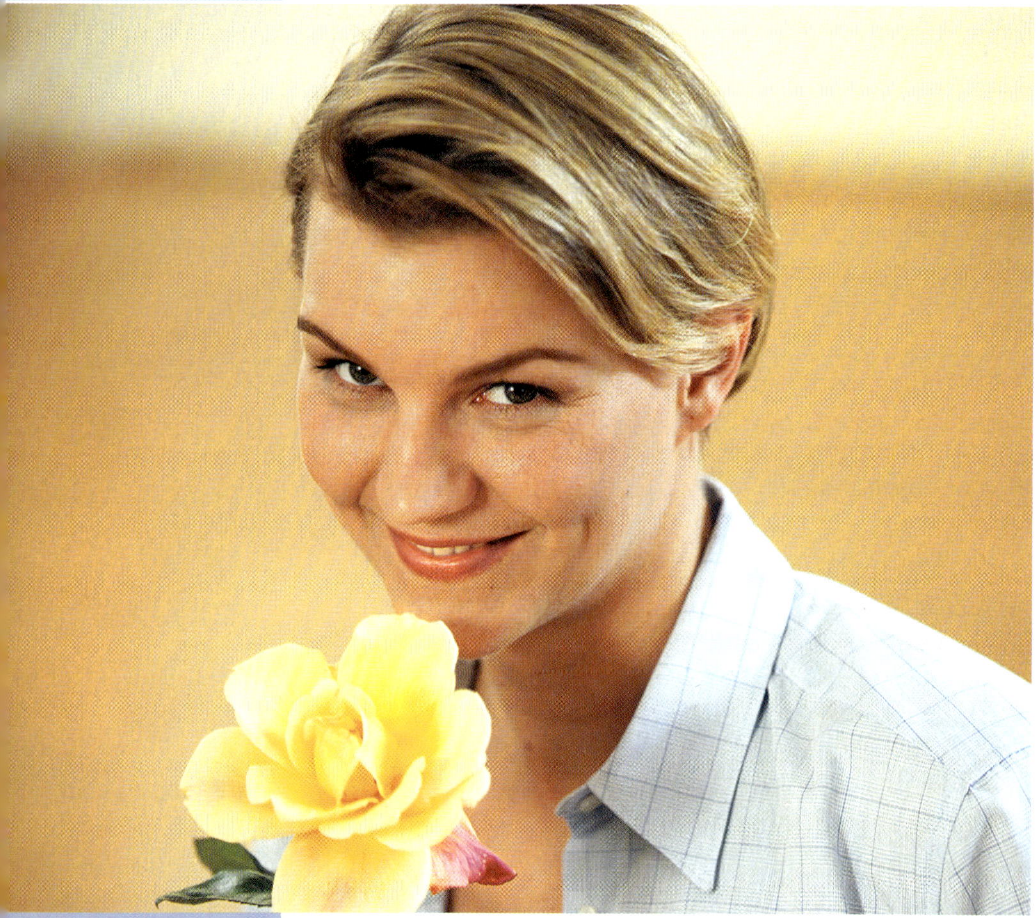

»Ich bin Ruhe«

Wirkung

Ruhe (Harmonie, Lebensmut, Fröhlichkeit) breitet sich im Körper aus.

Wiederholungen

Zunächst 6- bis 7-mal, allmählich steigern

Übung

Nehmen Sie mit geradem Rücken eine bequeme Haltung ein und schließen Sie Ihre Augen. Achten Sie auf Ihren Atem, ohne ihn jedoch zu beeinflussen. Sobald er ruhig und frei fließt, verbinden Sie ihn mit der folgenden Formel: »Ich bin Ruhe«. Bei der Einatmung konzentrieren Sie

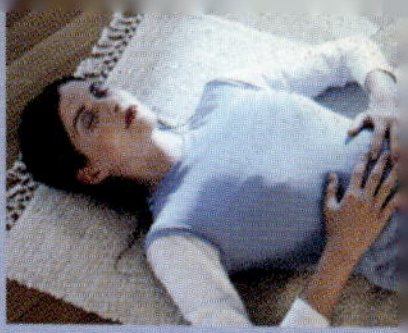

sich auf das Wort »Ich bin«, bei der Ausatmung auf das Wort »Ruhe«. Sie können je nach Ihren aktuellen Bedürfnissen mit dieser Übung auch die Worte »Ich bin Harmonie«, »Lebensmut«, »Fröhlichkeit«, »Glück« usw. verbinden und auf die entsprechenden Wirkungen abzielen. Allerdings kann diese Übung ihre Wirksamkeit nur entfalten, wenn es Ihnen gelingt, sich ganz auf sie zu konzentrieren, und wenn Sie die Vollatmung beherrschen.

Die Yoga-Atemübungen

Pranayama – die Yoga-Atmung – setzt sich zusammen aus *prana*, was so viel heißt wie Atmung oder die mit der Atmung verbundene universelle Lebensenergie, und aus *ayama*, das mit Dehnung, Beherrschung oder auch Länge übersetzt werden könnte. *Pranayama*, hier also in Bedeutung von »die Beherrschung des Atems«, beruhigt und belebt den Körper gleichzeitig. Mit den entsprechenden Übungen steigern Sie Ihr *prana* – Ihren Geist, Ihre Lebenskraft.

Eine wichtige Voraussetzung für die *pranayama*-Übungen ist die Fähigkeit zur Vollatmung. Stellen Sie bei jeder Yoga-Sitzung die Atemübungen den Körperübungen, *asanas*, voran. Dabei sollte eine Übung nie ausgelassen werden: die Wechselatmung. Sie dient der Reinigung der Energiebahnen im Körper. Alle weiteren Atemübungen können Sie dann in Ihr Übungsprogramm aufnehmen, wenn Sie Zeit und Lust dazu verspüren.

Pranayama werden im Sitzen durchgeführt. Nehmen Sie dazu eine bequeme Sitzhaltung ein und halten Sie Ihren Rücken gerade. Die typischen Sitzhaltungen im Yoga werden Sie zu Beginn kaum als bequem empfinden, daher empfehlen wir am Anfang ein Sitzkissen unter das Gesäß zu legen, damit der Rücken auch wirklich gerade ist. Sie können sich aber auch auf einen Stuhl mit gerader Lehne setzen. Stellen Sie dann aber die Füße unterhalb der Knie nebeneinander flach auf den Boden.

Pranayama *heißt so viel wie »die Beherrschung des Atems«. Stellen Sie die Atemübungen den* asanas *immer voran und sitzen Sie während der Übungen vollkommen aufrecht, damit Ihr Brustkorb nicht eingeengt wird.*

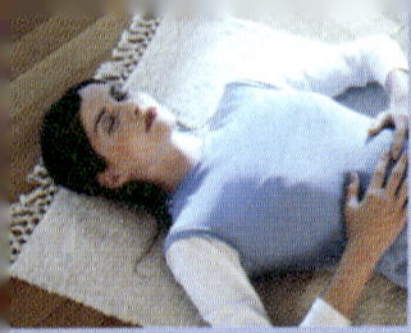

Wechselatmung

Wirkung

Die Energiebahnen im Körper, die wir auch aus der chinesischen Medizin als Meridiane kennen, werden gereinigt. Die Atmung wird vertieft und die Vollatmung gefestigt. Der Kreislauf wird stimuliert, kalte Hände und Füße werden warm. Körper und Geist entspannen sich.

Vorsicht

Wenn Sie die Vollatmung noch nicht beherrschen, sollten Sie auf diese Atemübung verzichten. Auch bei einer verstopften Nase eignet sie sich nicht.

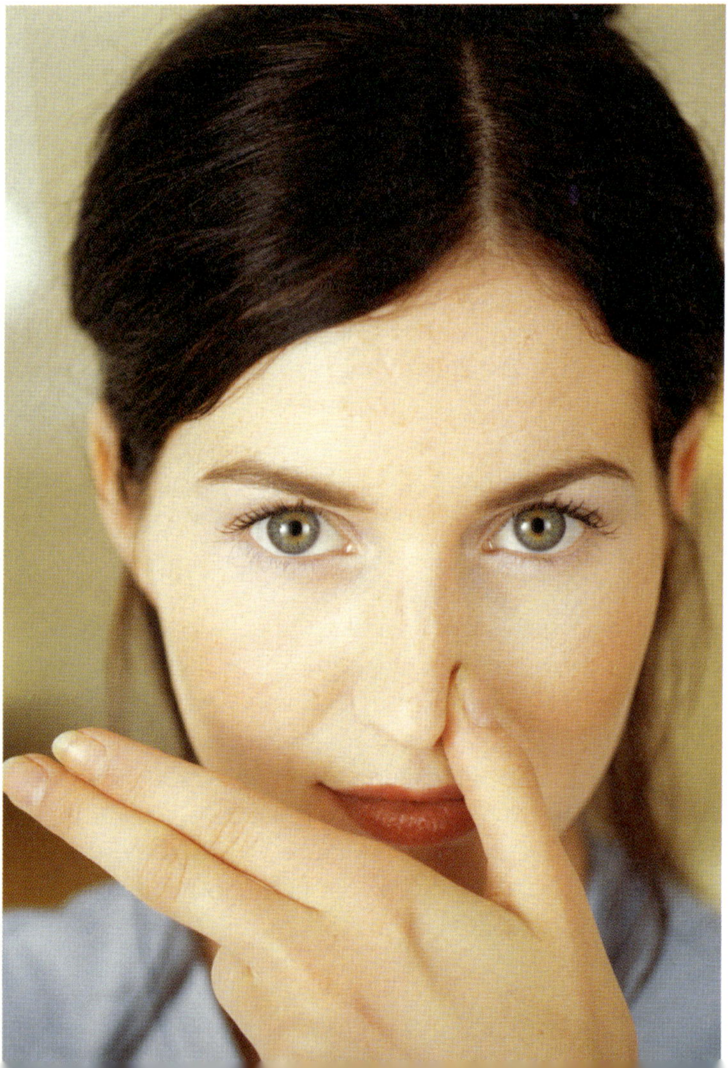

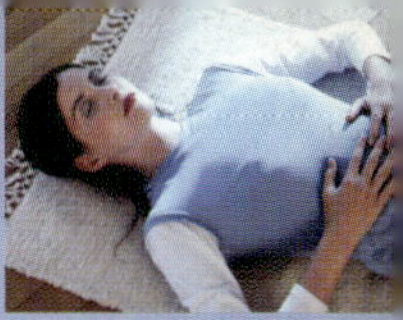

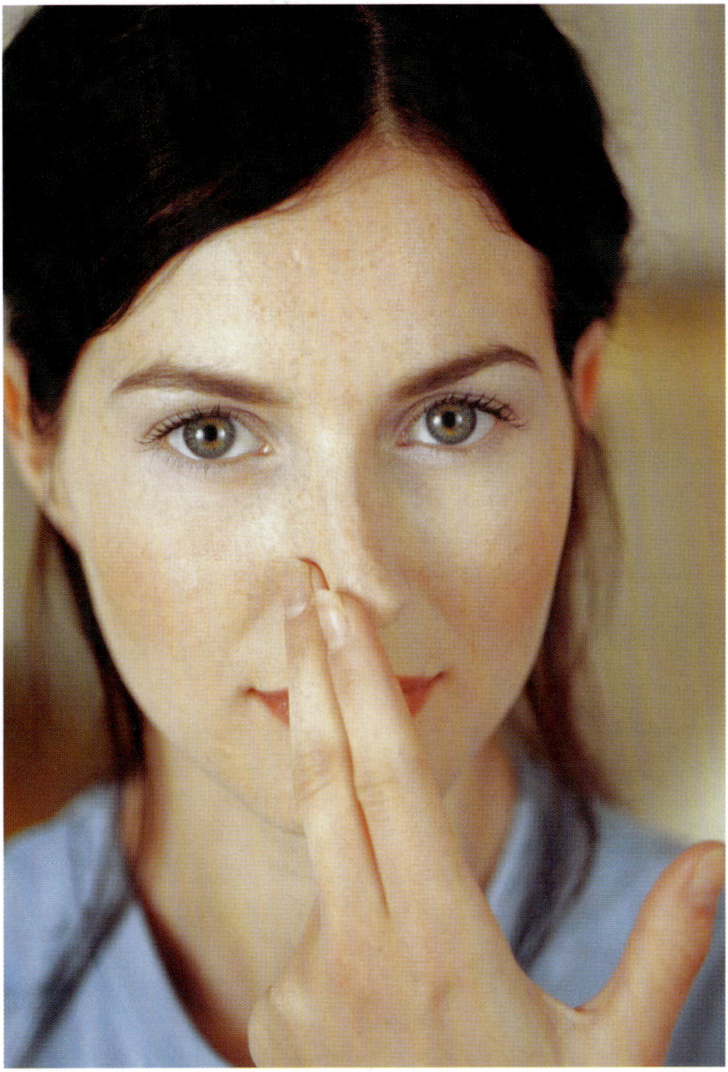

Wiederholungen

Zunächst je 6-mal, allmählich steigern

Übung

Sitzen Sie bequem und mit geradem Rücken. Richten Sie den Oberkörper auf, dehnen Sie den Nacken und spüren Sie mit dem Scheitelpunkt des Kopfes nach oben. Atmen Sie zunächst gründlich aus und dann tief ein. Halten Sie mit dem Daumen der rechten Hand das rechte Nasen-

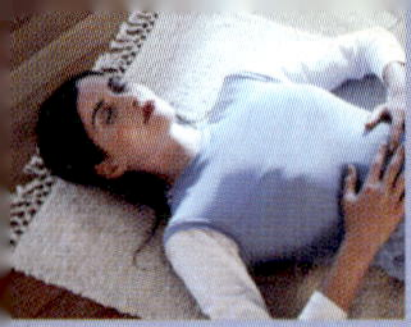

loch zu. Atmen Sie durch das linke Nasenloch einmal aus und wieder ein. Schließen Sie nun mit dem rechten Zeigefinger das linke Nasenloch und atmen Sie durch das rechte Nasenloch einmal aus und wieder ein. Während des Fingerwechsels halten Sie den Atem an.

Stoßatmung

Wirkung Das Gehirn wird angeregt, die Sauerstoffzufuhr verbessert und die Nerven gestärkt. Sie fühlen sich nach dieser Übung erfrischt, weil Sie Schad- und Giftstoffe dadurch kräftig ausatmen.

Vorsicht

Verzichten Sie auf diese Übung, wenn Sie unter Herz- oder Lungenkrankheiten leiden, Magen- und Zwölffingerdarmbeschwerden haben, zu Gallenkoliken neigen oder vor kurzem operiert wurden.

Wiederholungen Zunächst 2-mal, allmählich steigern

Übung Sitzen Sie aufrecht mit gedehntem Nacken und so aufgerichtetem Kopf, dass sich der Scheitelpunkt nach oben ausrichtet. Legen Sie die rechte Hand auf den Bauch und die linke Hand auf den rechten Handrücken. Atmen Sie schnell aus und ziehen Sie dabei die Bauchdecke nach innen und das Zwerchfell nach oben.

Wenn es Ihnen schwer fällt, den Bauch einzuziehen, dürfen Sie mit leichtem Druck durch die Hände getrost mithelfen. Atmen Sie genauso schnell ein. Achten Sie darauf, dass Sie immer durch die Nase atmen und vermeiden Sie jede Anstrengung. Bei dieser Übung handelt es sich um eine beschleunigte Vollatmung ist.

Reinigung des Gehirns

Wirkung Der Körper wird von Giftstoffen befreit, indem die Ausscheidungen gefördert werden. Überschüssiges Fett am Bauch wird abgebaut. Die Schleimhautfunktion wird ange-

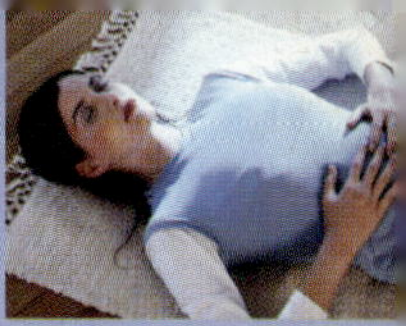

regt, Neben- und Stirnhöhlen werden gereinigt und der Kopf wird klar.

Vorsicht
Bei Herz- und Lungenerkrankungen, Magen- und Zwölffingerdarmbeschwerden, häufigen Gallenkoliken oder frischen Operationsnarben sollten Sie diese Übung vermeiden.

Wiederholungen

Zunächst 2-mal, allmählich auf 6-mal steigern

Übung

Sitzen Sie mit geradem Rücken und gedehntem Nacken. Richten Sie Ihren Kopf so auf, dass der Scheitelpunkt zur Decke strebt. Legen Sie die rechte Handfläche auf den Bauch und die linke auf den rechten Handrücken. Atmen Sie schnell durch die Nase aus und ziehen Sie dabei den Bauch nach innen und das Zwerchfell nach oben. Wenn Ihnen das Einziehen des Bauchs schwer fällt, können Sie unterstützend mit den Händen gegen die Bauchdecke drücken.
Entspannen Sie die Bauchmuskeln und atmen Sie langsam ein. Das Einatmen sollte etwa dreimal so lange dauern wie das schnelle Ausatmen.
Das Besondere an dieser Übung ist, dass es sich hier nicht um eine Vollatmung handelt, sondern nur die Bauchatmung zum Tragen kommt. Brust und Rippen bewegen sich nicht.

Feueratem

Wirkung

Mithilfe dieser Atemübung werden die Lungen gereinigt und das Zwerchfell wird massiert, wodurch die Reinigung der Bauchorgane gefördert wird. Müdigkeit wird vertrieben.
Anstrengende Körperübungen werden durch den Feueratem leichter.

Wiederholungen

Zunächst 8- bis 10-mal, allmählich steigern

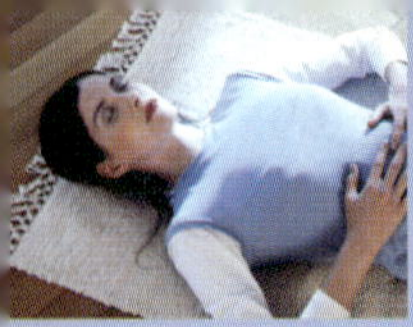

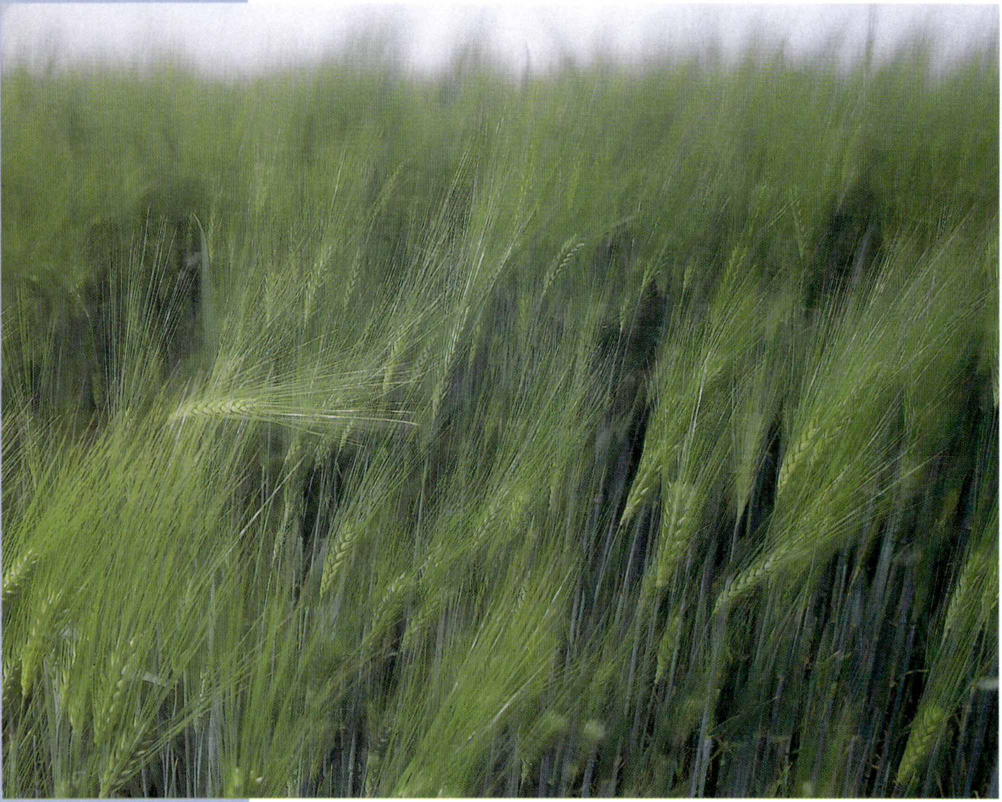

Übung

Sitzen Sie mit geradem Rücken und aufgerichtetem Kopf. Ihr Nacken sollte gedehnt und Ihr Kinn leicht eingezogen sein. Legen Sie die linke Hand auf die Brust und die rechte auf den Bauch. Atmen Sie zunächst gründlich aus und dann tief ein, bis die Brust sich hebt. Achten Sie darauf, dass die Brust im weiteren Verlauf der Übung relativ unbewegt bleibt.

Ziehen Sie nun Ihren Bauch nach innen und atmen Sie dabei schnell aus. Atmen Sie genauso schnell wieder ein, wobei Sie Ihren Bauch wölben. Einatmung und Ausatmung sollten genau gleich bzw. gleich kurz sein.

Versuchen Sie, einen guten Rhythmus zu finden und machen Sie die Übung erst etwas langsamer, bis Sie es nach einigem Üben schaffen, pro Sekunde zwei Atemzüge zu machen.

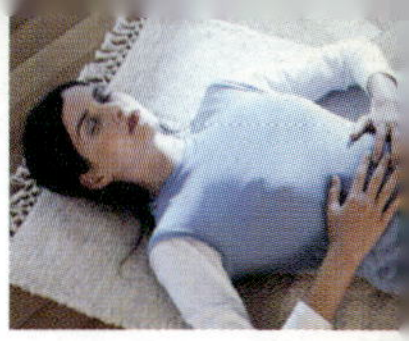

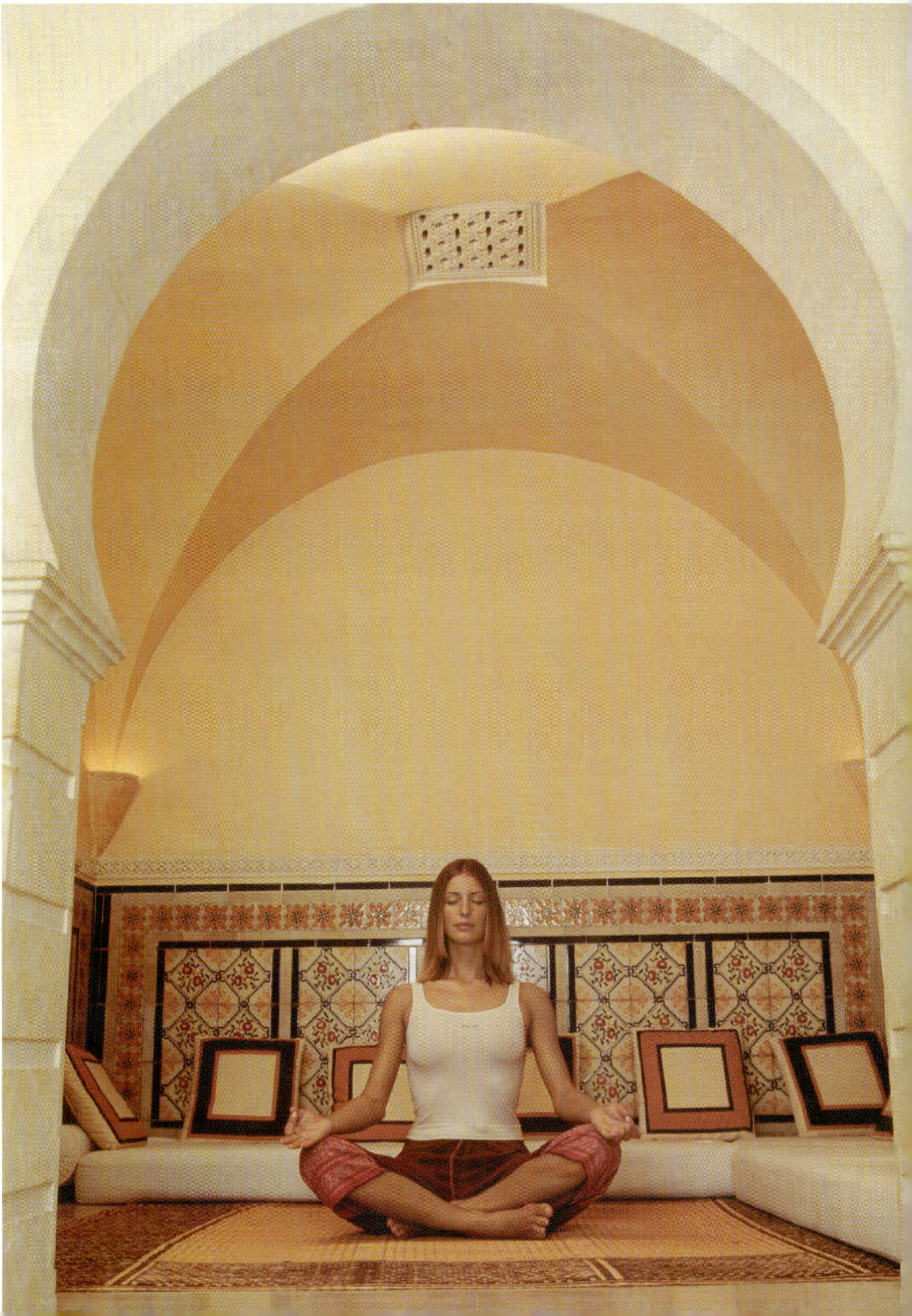

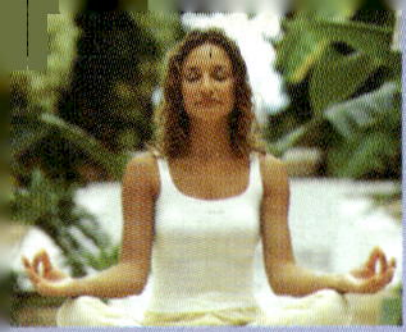

DIE KÖRPERÜBUNGEN

Zu den bekannten Yoga-Körperübungen gehören sowohl genau festgelegte dynamische Bewegungsabläufe als auch ruhige Yoga-Haltungen. Mit den Bewegungsabläufen können Sie Ihren Körper erhitzen, damit Blockierungen in den Gelenken und Muskeln dahinschmelzen und Ihre Lebensenergie wieder ungestört fließen kann. Die kraftvollen Übungen sorgen für mehr Vitalität und inneren Stressabbau.

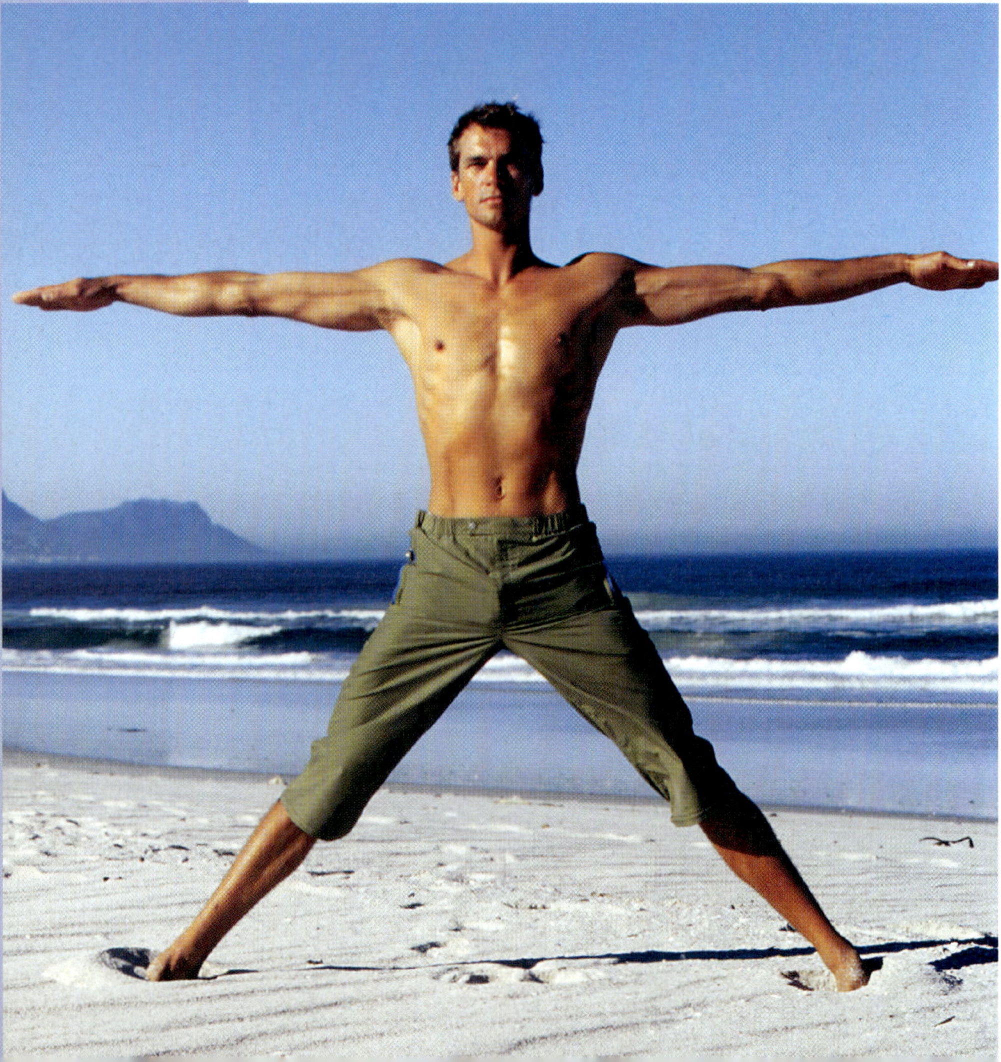

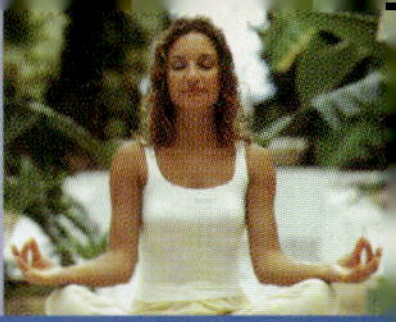

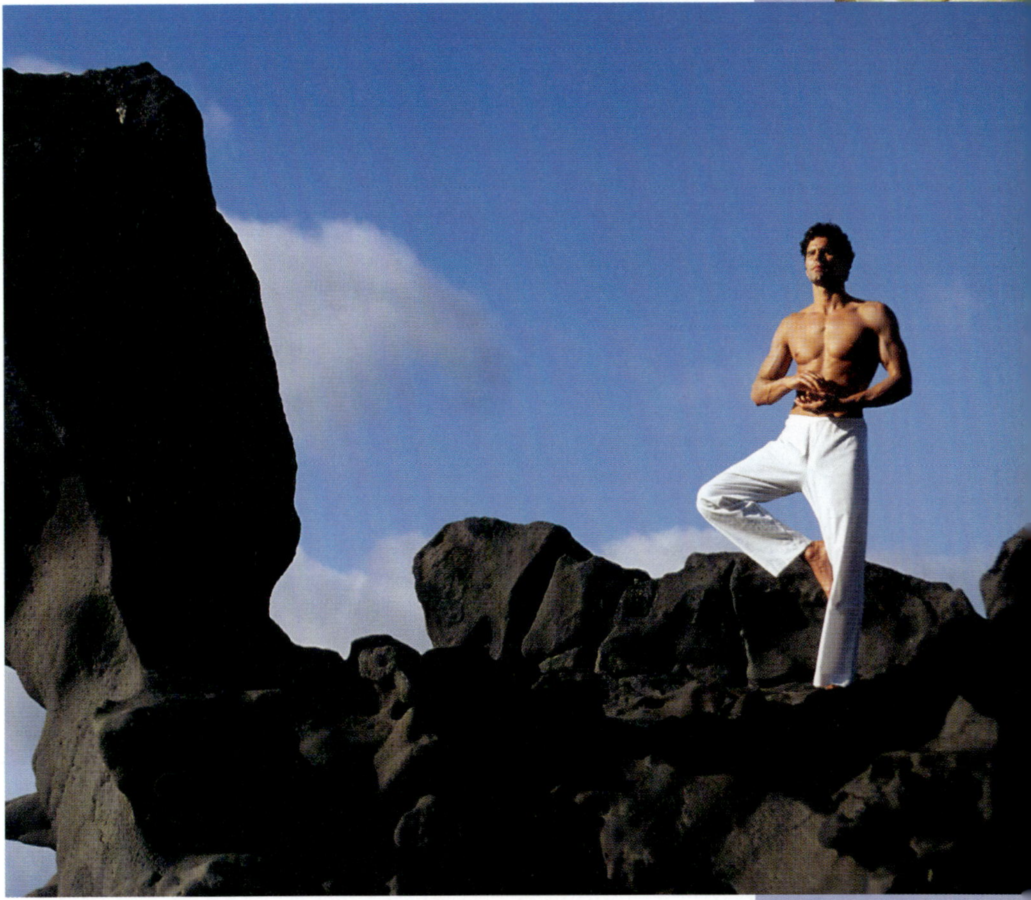

Üben Sie die Abläufe zunächst ganz langsam, bis Sie mit jeder einzelnen Haltung vertraut sind. Es kommt nicht auf die Geschwindigkeit an, sondern darauf, dass Sie die Abläufe sehr genau ausführen, damit sie ihre volle Wirkung entfalten können. Wiederholen Sie die Übungen zu Beginn nur einige Male und hören Sie auf, nicht wenn Sie müde werden, sondern *bevor* Sie müde werden. Sie schöpfen daraus mehr Energie, als wenn Sie direkt bis zum Limit gehen. Steigern Sie die Geschwindigkeit und die Anzahl der Wiederholungen nur allmählich. Achten Sie darauf, dass Ihre Bewegungen immer fließender werden und lassen Sie Ihren Atem frei strömen.

Yoga ist ein Wort der altindischen Literatursprache Sanskrit und bedeutet so viel wie »die Verschmelzung von Körper und Geist«. Es gehört zu den Grundauffassungen des Yoga, erst seinen Körper zu beherrschen, ehe man mit dem Geist auf eine höhere Bewusstseinsebene gelangen kann.

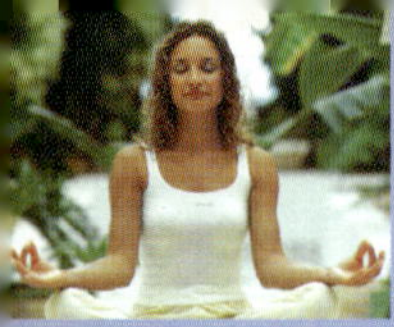

Die statischen Yoga-Haltungen werden über mehrere Atemzüge bewegungslos gehalten. Wenn Sie in solchen Haltungen verharren, können Sie fühlen, wie Hitze entsteht und Energie frei wird. Stets sollten Sie das Halten als stabil und angenehm empfingen. Allmählich werden Sie lernen, in der Anspannung zu entspannen. Wenn Sie dies beherrschen, können Sie diese Fähigkeit auch in Ihren Alltag transportieren und vielen Dingen mit Leichtigkeit begegnen.

Es sei an dieser Stelle noch einmal eindringlich betont, dass Sie sich auf gar keinen Fall körperlich überfordern sollten. Gehen Sie niemals bis an Ihr äußerstes Limit! Versuchen Sie, immer mit Leichtigkeit und Genuss zu üben. Tun Sie es einer Katze gleich, die sich mit offensichtlichem Wohlbehagen dehnt und streckt.

Aus den nachfolgenden Übungen können Sie sich ein Übungsprogramm nach Ihren Bedürfnissen und entsprechend Ihren Veranlagungen zusammenstellen. Achten Sie jedoch darauf, dass es immer ausgewogen ist und beschränken Sie sich nicht auf die Übungen, die Ihnen ohnehin schon leicht fallen.

Die Übungen in diesem Kapitel sind, um Wiederholungen zu vermeiden, nicht nach Programmen oder Schwierigkeitsgraden geordnet, sondern nach der Ausgangshaltung, aus der sie sich entwickeln.

Übungen im Stehen

Yoga-Haltungen im Stand sind besonders anstrengend. Doch fordern sie nicht nur Kraft und Durchhaltevermögen, sondern fördern auch genau diese Eigenschaften. Sie geben Ihnen die Kraft, gerade im Alltag Ihren persönlichen Standpunkt zu finden und diesen kraftvoll zu vertreten.

Wirkung

Regelmäßig geübte Standhaltungen reduzieren die Fettpölsterchen am Gesäß und an den Beinen und straffen alle Gewebe. Die Durchblutung in Ihren Beinen wird wirkungsvoll gefördert.

Aufrechter Stand

Die Ausgangshaltung für alle Übungen, die sich aus dem Stand entwickeln, ist der so genannte Aufrechte Stand, in dem Sie lernen, bewusst zu stehen und dabei Ihre Koor-

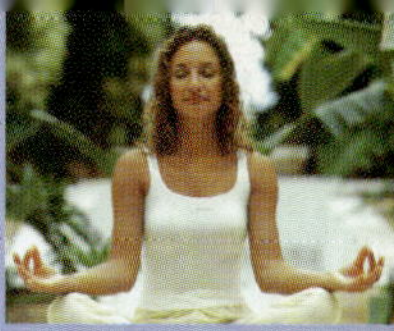

dination und Achtsamkeit zu fördern. Übrigens: Wer den Boden unter beiden Füßen bewusst erlebt, gewinnt Selbstvertrauen und Mut.

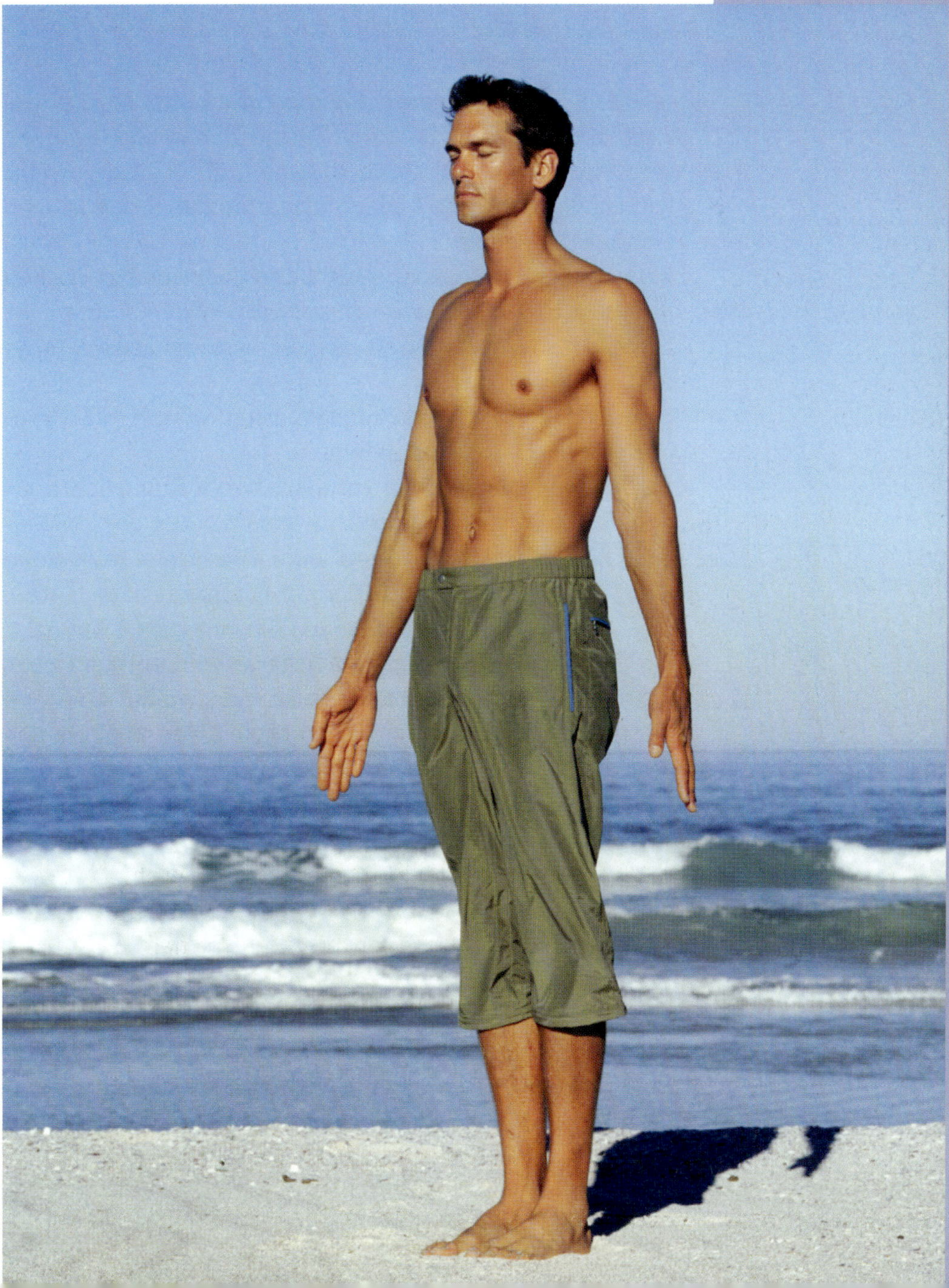

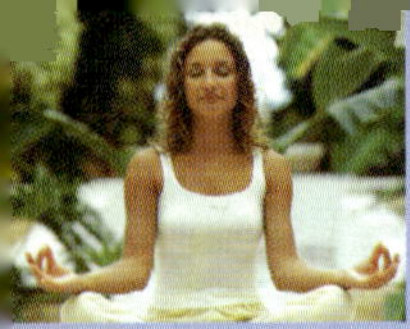

Sie entlasten den gesamten Bewegungsapparat sowie die Wirbelsäule. Gesundheitliche Schäden, die auf Fehlhaltungen zurückzuführen sind, wie beispielsweise gebeugte Schultern, Rund- oder Hohlkreuz, können gelindert oder verhindert werden.

Übung

Stehen Sie gerade. Stellen Sie die Füße hüftbreit und parallel nebeneinander. Strecken Sie die Zehen und legen Sie sie entspannt wieder ab. Verteilen Sie Ihr Körpergewicht gleichmäßig auf beide Füße. Nutzen Sie dabei den ganzen Fuß als eine Fläche.

Spannen Sie den Beckenboden an, so dass sich das Becken aufrichtet und die Leisten ganz flach werden. Achten Sie darauf, dass sowohl Gesäß- als auch Bauchmuskeln möglichst entspannt sind.

Spannen Sie die Oberschenkelmuskel an, um die Kniescheiben nach oben zu ziehen.

Machen Sie Ihren Rücken gerade, sowohl Rundrücken als auch Hohlkreuz sind falsch. Wachsen Sie aus der Wirbelsäule heraus. Tasten Sie mit dem Brustbein nach vorn oben und lassen Sie Ihre Schultern entspannt nach hinten, außen und unten sinken. Streben Sie mit dem Kopf nach oben und spüren Sie mit dem Scheitel in den Raum über sich. Heben Sie Ihren Blick einige Zentimeter über die Linie des Horizonts.

Strecken Sie die Arme neben dem Körper nach unten. Die Handflächen weisen zum Körper.

Atmen Sie ruhig, kraftvoll und gleichmäßig. Stellen Sie sich vor, Sie wären über beide Füße mit dem Boden verwurzelt und würden über Ihren Scheitel in den Himmel hineinwachsen.

Baum I

Wirkung

Die Atmung wird angeregt. Fuß-, Bein- und Schultermuskulatur werden gekräftigt. Gleichgewichtssinn und Konzentrationsfähigkeit werden gesteigert. Eine gute Haltung wird erleichtert.

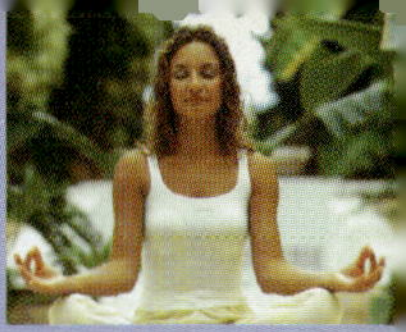

Wiederholungen

Auf jeder Seite 2- bis 3-mal

Übung

Nehmen Sie den Aufrechten Stand ein. Verlagern Sie das Gewicht auf das linke Bein. Drücken Sie das Standbein zum Stabilisieren nicht durch, sondern beugen Sie es leicht, indem Sie den Oberschenkel anspannen. Schieben Sie das Becken ein wenig nach links. Legen Sie die Fußsohle des rechten Fußes auf den Spann des linken Fußes. Führen Sie jetzt die Handflächen wie zum Gebet vor Ihrer

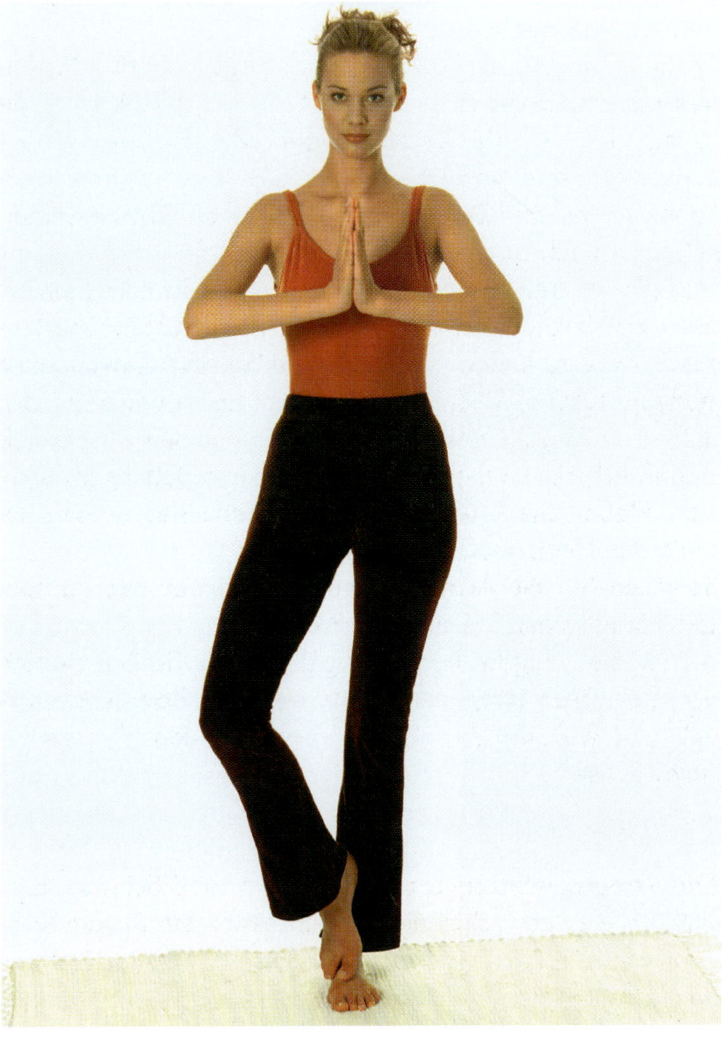

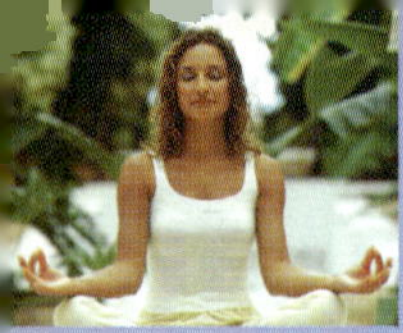

Brust aneinander, wobei die Fingerspitzen nach oben zeigen. Atmen Sie ein und führen Sie dabei Ihre Hände langsam über den Kopf. Dehnen Sie den Oberkörper vom Becken aus. Verharren Sie drei bis vier Atemzüge in dieser Haltung und senken Sie dann beim Ausatmen die Arme. Wiederholen Sie diese Übung mit dem anderen Bein.

Baum II

Wirkung Der Gleichgewichtssinn wird gestärkt, die Muskeln an Beinen, Füßen und Schultergürtel gekräftigt. Eine gute Haltung wird gefördert.

Wiederholungen Auf jeder Seite 2-mal

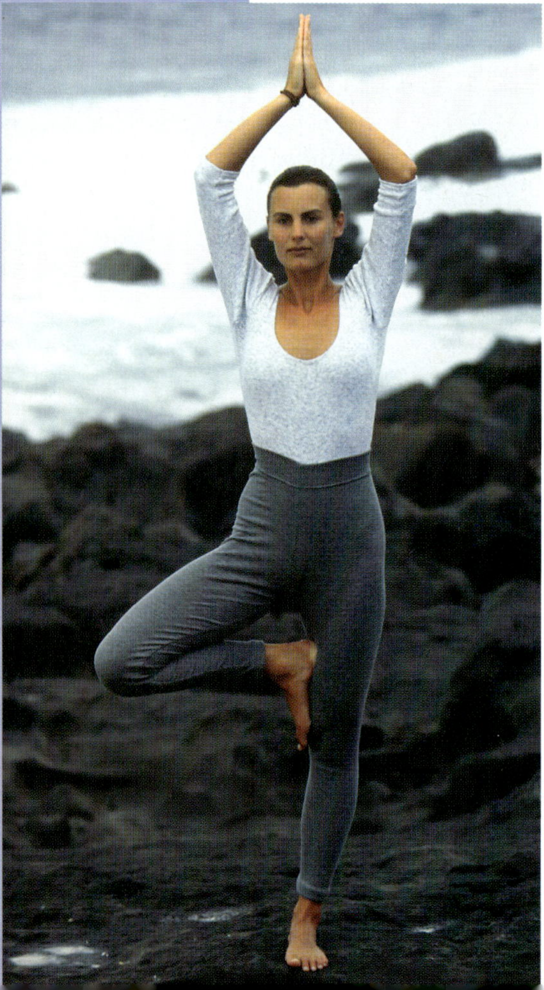

Nehmen Sie den Aufrechten Stand ein. Drücken Sie Ihr Standbein nicht durch, sondern beugen Sie es leicht und spannen Sie zum Stabilisieren Ihren Oberschenkel an. Verlagern Sie Ihr Gewicht auf den linken Fuß. Legen Sie die rechte Fußsohle an die Innenseite des linken Oberschenkels. Führen Sie die Handflächen wie zum Gebet vor der Brust zusammen. Während Sie nun einatmen, heben Sie die Hände langsam über den Kopf. Drehen Sie das rechte Knie so weit wie möglich nach außen. Verweilen Sie für einige Atemzüge in dieser Haltung und dehnen sich dabei in Gedanken mit den Fingerspitzen zur Decke, danach mit den Fersen in den Boden hinein. Mit der Ausatmung führen Sie die Hände wieder vor die Brust, lassen die Arme sinken

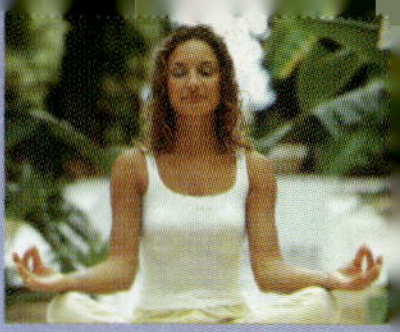

und stellen den rechten Fuß auf den Boden zurück. Wiederholen Sie die Übung mit dem anderen Bein.

Kriegerin

Wirkung

Rumpf-, Rücken-, Schulter-, Bein- und Armmuskulatur werden gekräftigt. Die Wirbelsäule wird gedehnt. Die Durchblutung des Unterleibs wird gefördert und der Dickdarm stimuliert.

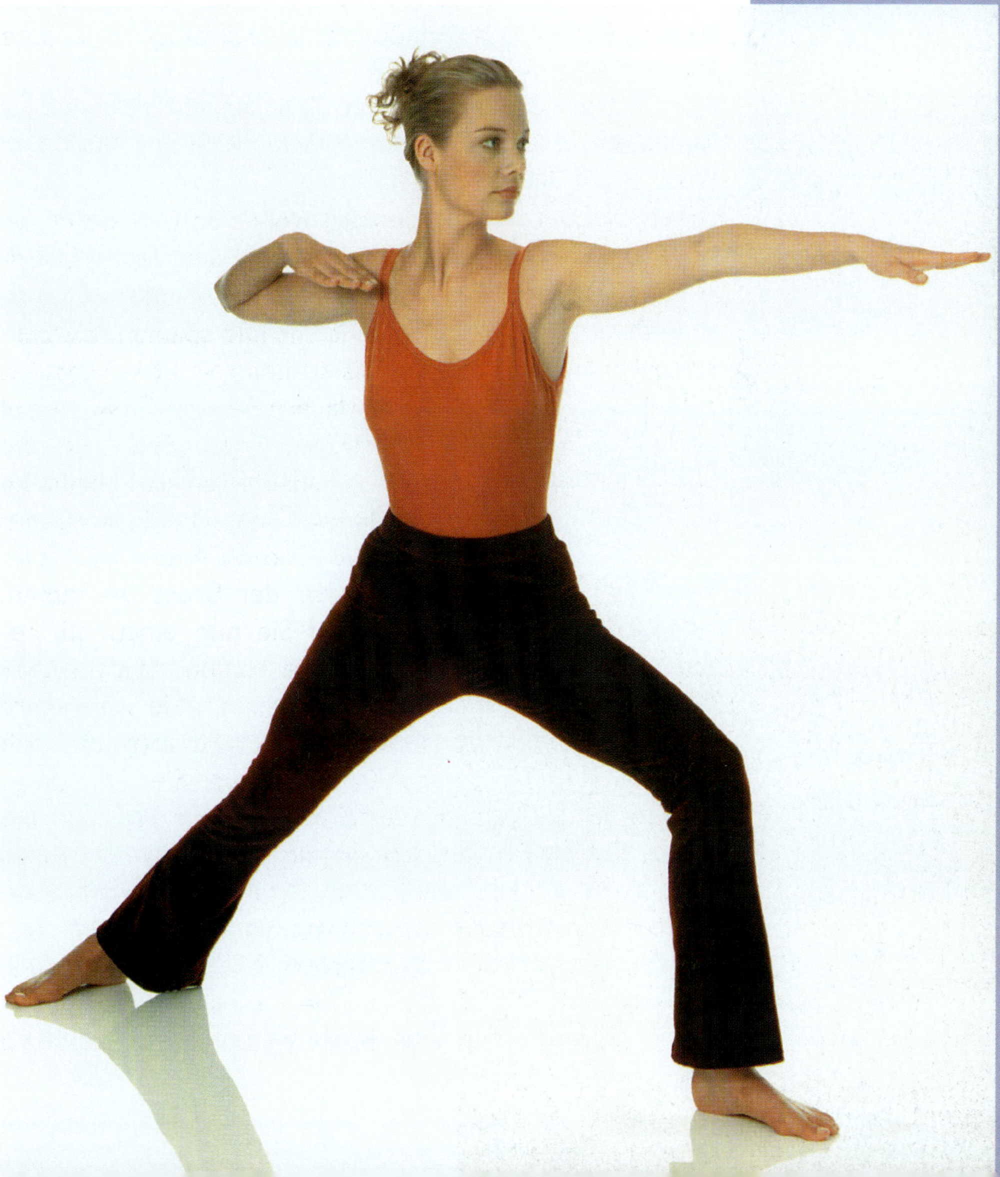

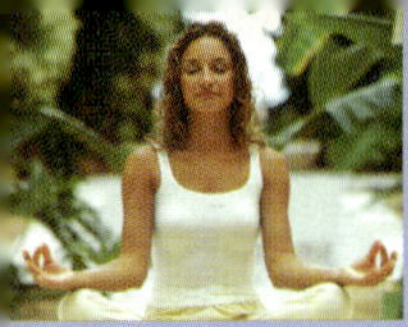

Wiederholungen Auf jeder Seite 2-mal

Übung Gehen Sie aus dem Aufrechten Stand in eine weite Grätsche und heben Sie Ihre Arme seitlich in die Waagerechte, wobei die Handflächen nach unten zeigen.
Drehen Sie den linken Fuß etwa 90 Grad nach links. Atmen Sie aus und schieben Sie das linke Knie so weit nach links, bis Ober- und Unterschenkel im rechten Winkel zueinander stehen und der Unterschenkel senkrecht steht. Das rechte Bein bleibt gestreckt.
Der linke Arm und die linke Hand zeigen ebenfalls nach links. Führen Sie den rechten Arm ausgestreckt auf die linke Seite, bis er ebenfalls in dieselbe Richtung weist. Der Blick ist auf die Hände gerichtet.
Atmen Sie tief und gleichmäßig weiter und verweilen Sie etwa 15 bis 20 Sekunden in dieser Haltung. Gehen Sie in der umgekehrten Reihenfolge der Bewegungen zur Ausgangshaltung zurück und führen Sie die Übung zur anderen Seite aus.

Brustexpander

Wirkung Die Brustmuskulatur wird gestärkt. Nackenverspannungen werden gemindert und neue Energie wird gewonnen.

Wiederholungen 2-mal

Übung Nehmen Sie den Aufrechten Stand ein und beugen Sie die Beine leicht. Führen Sie die Arme hinter den Rücken und verschränken Sie die Finger hinter dem Körper ineinander.
Atmen Sie langsam aus, neigen Sie dabei das Kinn zur Brust und senken Sie den Oberkörper nach vorne ab. Beugen Sie sich so, dass Sie mit Ihrem Oberkörper möglichst dicht an die Beine kommen. Achten Sie darauf, dass der Nacken vollkommen entspannt ist. Strecken Sie dann die Arme zur Decke.

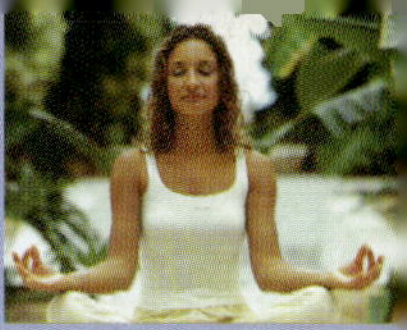

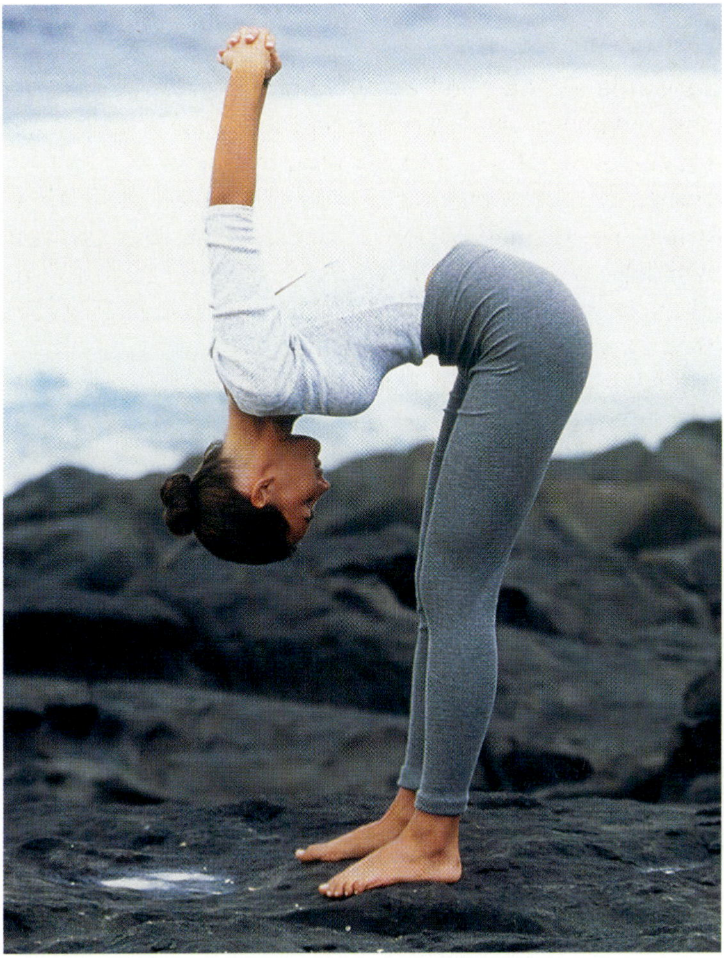

Gestrecktes Dreieck

Wirkung

Rückenschmerzen werden gelindert, Hüft- und Oberschenkelmuskulatur gekräftigt. Die Wirbelsäule wird gedehnt, die Verdauungsorgane werden stimuliert. Außerdem schult diese Übung den Richtungssinn.

Vorsicht

Bei starken Hüftschmerzen und Zwischenrippenneuralgien muss auf diese Übung verzichtet werden.

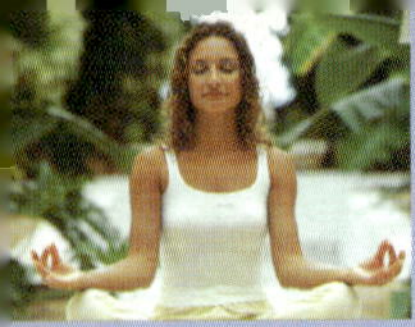

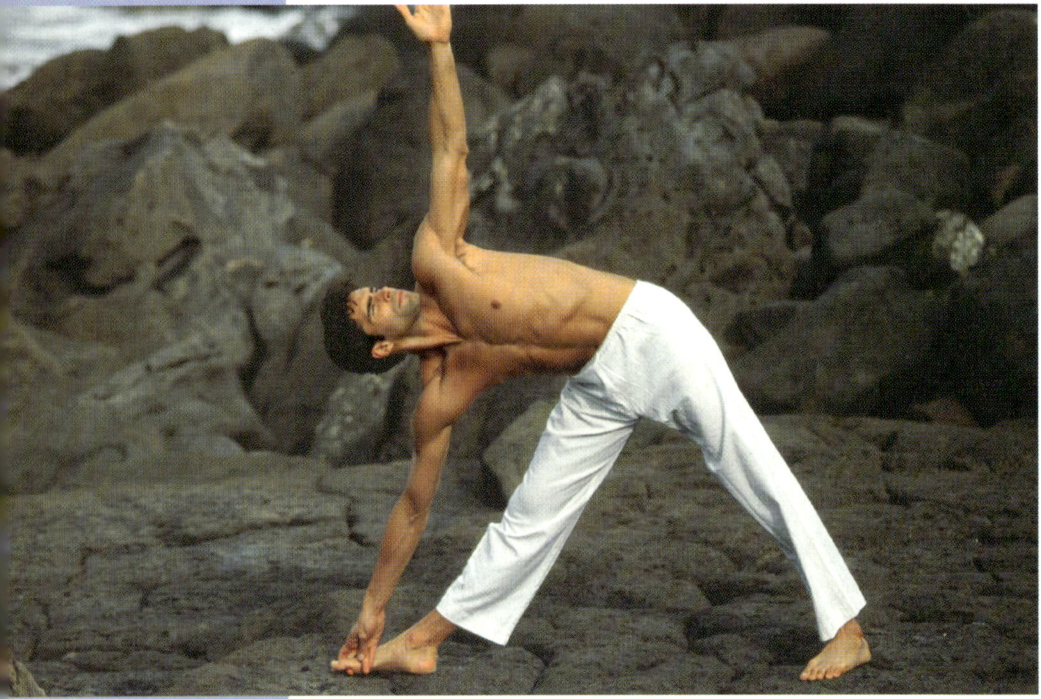

Wiederholungen Auf jeder Seite 2- bis 3-mal

Übung Stellen Sie sich in den Aufrechten Stand. Stellen Sie Ihre Füße je nach Körpergröße 70 bis 100 Zentimeter auseinander, drehen Sie dabei den linken Fuß ein wenig nach innen, den rechten etwas stärker nach außen. Atmen Sie ein und heben Sie dabei die gestreckten Arme seitlich in die Waagerechte, wobei die Handflächen nach unten zeigen.

Mit der Ausatmung beugen Sie sich seitlich zum rechten Bein hinab. Die Fingerkuppen der rechten Hand berühren den Fuß an der Außenseite. Der linke Arm zeigt senkrecht nach oben und Sie blicken auf den linken Daumen.

Verweilen Sie etwa eine halbe Minute in dieser Haltung, atmen Sie dabei ruhig weiter. Atmen Sie ein und richten Sie sich langsam wieder auf. Mit der Ausatmung nehmen Sie den Aufrechten Stand wieder ein.

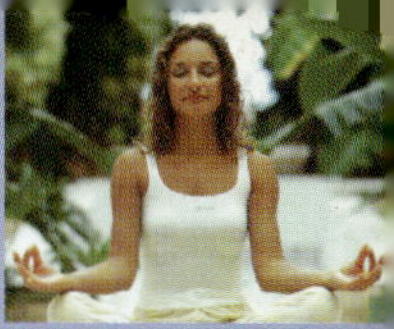

Wiederholen Sie die Übung zur anderen Seite.
Aus dieser Haltung heraus können Sie die Übung Halbmond anschließen.

Halbmond

Wirkung

Rumpf- und Oberschenkelmuskulatur werden gekräftigt. Die Standfestigkeit wird verstärkt, Gleichgewichts- und Richtungssinn stimuliert und geschult.

Vorsicht

Bei starken Hüftschmerzen und Zwischenrippenneuralgien muss auf diese Übung verzichtet werden. Nähern Sie sich dieser Übung nur vorsichtig, wenn Sie zu Schwindel neigen. Hilfreich ist das Üben vor einer Wand, an der Sie sich zur Not abstützen können.

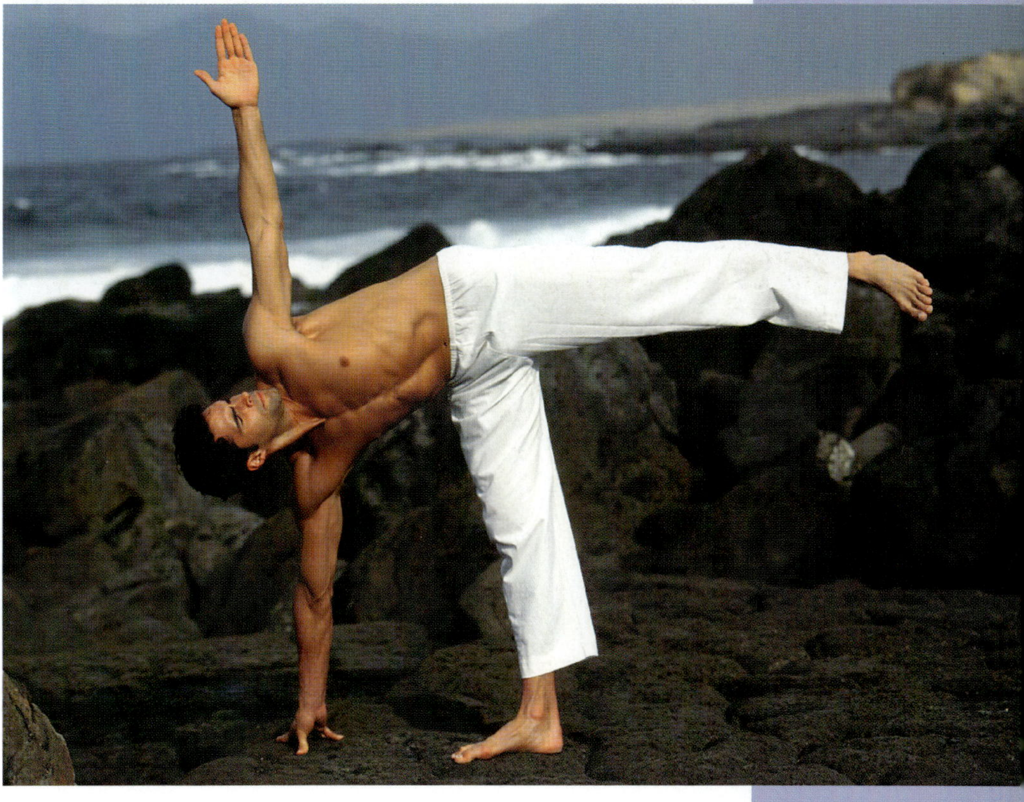

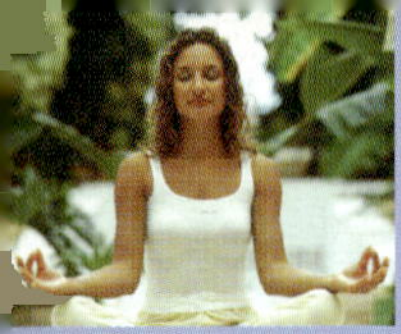

Wiederholungen Auf jeder Seite 2-mal

Übung Aus der Haltung Gestrecktes Dreieck beugen Sie beim Ausatmen das rechte Knie. Bewegen Sie den linken Fuß etwas zum rechten Fuß hin und setzen Sie die Fingerkuppen der rechten Hand auf dem Boden auf, wobei Sie die Hand nach oben wölben.
Nun heben Sie das gestreckte linke Bein möglichst in die Waagerechte, während Sie gleichzeitig das rechte Knie gerade machen und das rechte Bein strecken.
Der rechte Arm ist gestreckt und der linke Arm zeigt senkrecht nach oben. Heben Sie die linke Hüfte an und halten Sie Bein und Körperseite in einer Linie. Blicken Sie den linken Daumen an. Atmen Sie gleichmäßig und halten Sie die Stellung etwa eine halbe Minute.
Atmen Sie ein und richten Sie sich langsam wieder auf. Mit der Ausatmung nehmen Sie den Aufrechten Stand wieder ein. Gehen Sie in das Gestreckte Dreieck über und wiederholen Sie die Übung zur anderen Seite. Lassen Sie sich nicht entmutigen, wenn es mit dieser Übung beim ersten Mal nicht so recht klappen will, der Halbmond ist sicherlich eine Übung für Fortgeschrittene.

Hocksitz

Wirkung Füße und Zehen werden gekräftigt. Bei Plattfüßen ist diese Übung besonders zu empfehlen. Krampfadern können verhindert werden und die Oberschenkelinnenseiten werden gedehnt. Der Gleichgewichtssinn wird gestärkt.

Vorsicht
Bei Schmerzen in den Kniegelenken sollten Sie auf diese Übung verzichten.

Wiederholungen 2- bis 3-mal

Übung Nehmen Sie den Aufrechten Stand ein. Stellen Sie Ihre Füße etwa 30 Zentimeter auseinander. Heben Sie beim

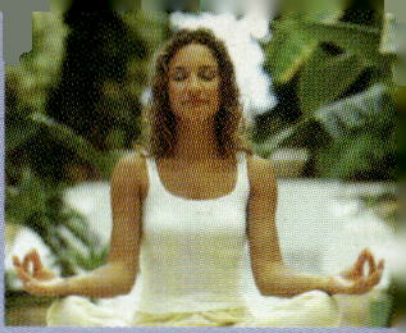

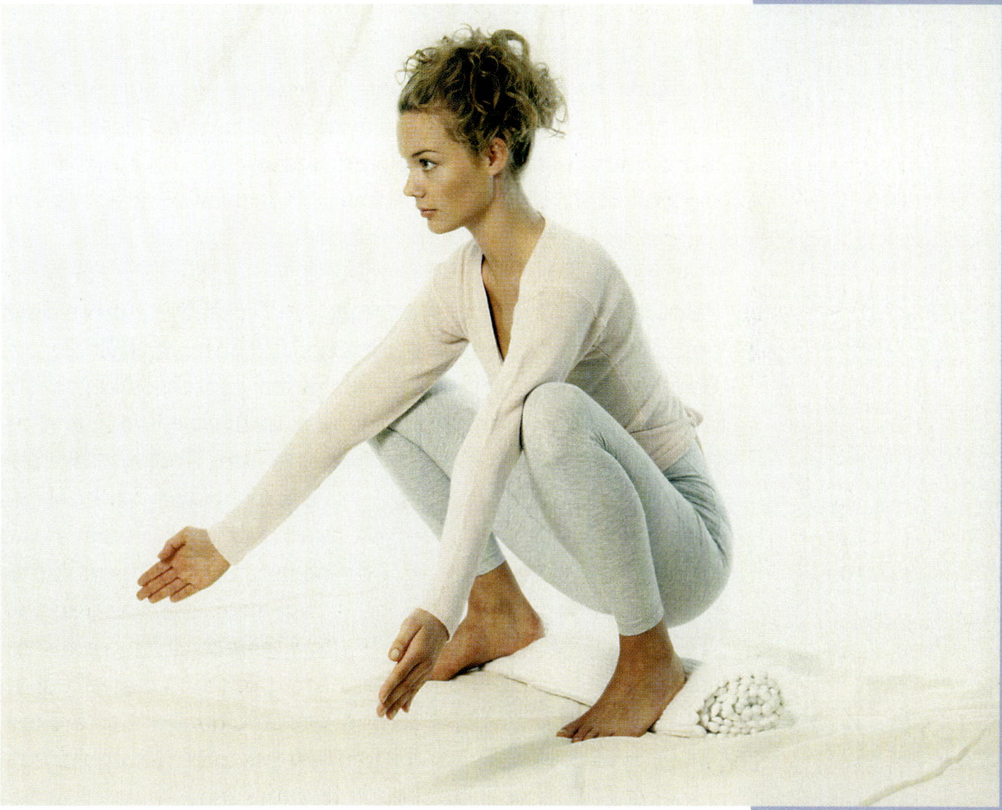

Einatmen die gestreckten Arme waagerecht vor den Körper. Atmen Sie aus und gehen Sie langsam in die Hocke. Das Gewicht ruht auf den Zehen. Legen Sie eventuell zur Unterstützung eine Handtuchrolle unter die Fersen. Verlagern Sie nun Ihr Gewicht langsam auf die Fußsohlen. Lassen Sie den Po so weit wie möglich sinken und achten Sie darauf, dass Ihr Rücken gerade bleibt. Strecken Sie die Arme zwischen den Beinen und üben Sie leichten Druck auf die Innenseiten Ihrer Knie aus. Verweilen Sie etwa 20 Sekunden in dieser Haltung und atmen Sie dabei ruhig und gleichmäßig. Richten Sie sich dann in der umgekehrten Reihenfolge der Bewegungen wieder langsam auf. Auch dabei atmen Sie tief und gleichmäßig. Zum Ausruhen lassen Sie Arme und Kopf sinken.

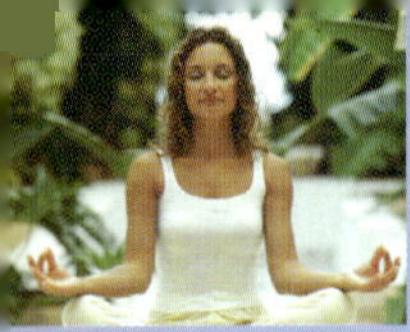

Übungen im Knien

Alle Übungen im Knien entwickeln sich aus dem Kniestand. Auch diesen sollten Sie – genauso wie den Aufrechten Stand – grundsätzlich beherrschen, bevor Sie sich an die daraus folgenden Übungen wagen.

Kniestand

Beginnen Sie im Aufrechten Stand. Knien Sie sich dann mit beiden Knien auf Ihre Unterlage, die Fußrücken liegen flach und ausgestreckt auf dem Boden. Wichtig ist, dass Sie das Gewicht gleichmäßig auf beide Knie verteilen. Legen Sie die rechte Hand an das Steißbein und die linke Hand an den Unterbauch. Schieben Sie nun das Becken mit der rechten Hand nach vorne und mit der linken Hand nach hinten. Achten Sie darauf, dass die Oberschenkel senkrecht bleiben. Richten Sie nun Rücken und Brustkorb auf und lassen Sie die Schultern entspannt nach hinten unten sinken. Ihre Arme hängen locker herunter, wobei die geöffneten Handflächen nach innen zeigen. Alternativ können Sie die Handflächen auch vor der Brust wie zum Beten aneinander legen. Dehnen Sie den Nacken und ziehen Sie das Kinn ein wenig zur Brust hin. Stellen Sie sich vor, Ihre Knie seien mit dem Boden verwurzelt und Ihr Scheitel strebe in Richtung Decke.

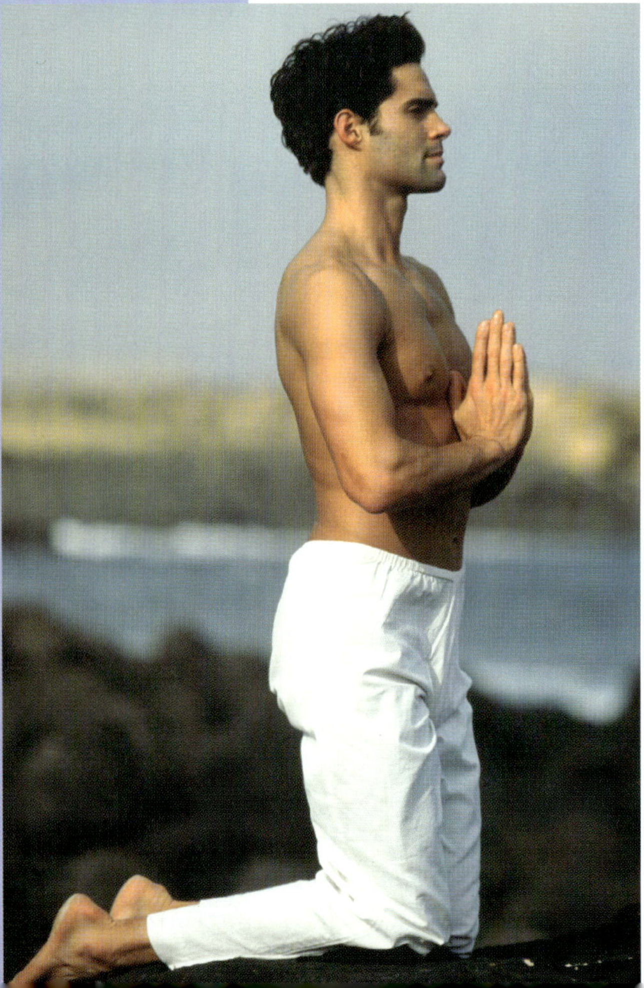

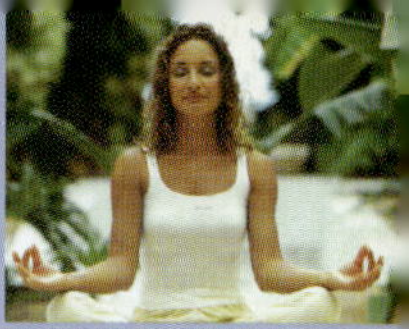

Fersensitz

Wirkung

Füße und Beine werden gekräftigt und gedehnt. Die Durchblutung der Bauch- und Beckenorgane wird gefördert.

Vorsicht
Bei Venenleiden oder Verletzungen an den Knie- oder Fußgelenken sollten Sie auf diese Übung verzichten.

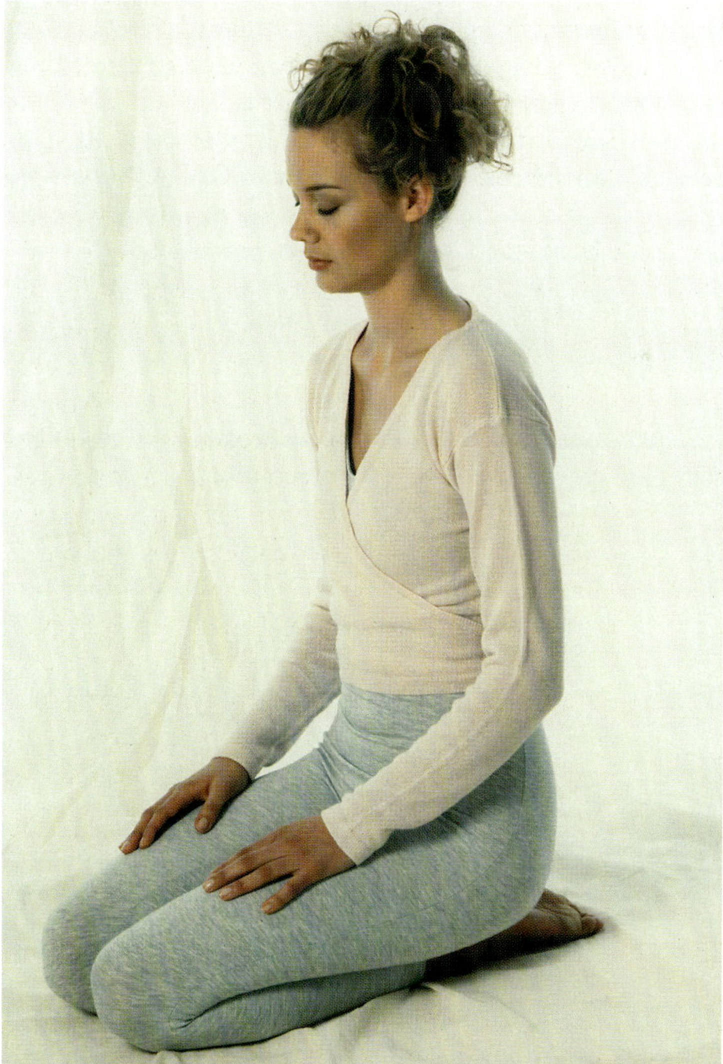

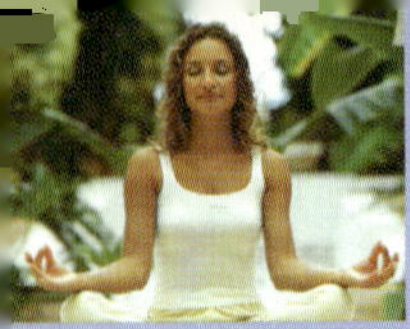

Wiederholungen 2-mal

Übung Nehmen Sie den Kniestand ein. Lassen Sie die Fersen nach außen sinken. Nun beugen Sie sich nach vorne und stützen sich bei gestreckten Armen mit den Handflächen auf der Unterlage ab. Die Finger zeigen nach vorne. Heben Sie den Po und verteilen Sie Ihr Gewicht gleichmäßig auf Arme und Beine. Achten Sie darauf, dass Ihr Rücken gerade ist. Diese Haltung wird als Vierfüßlerstand bezeichnet. Senken Sie den Po und setzen Sie sich auf Ihre nach außen gekippten Fersen. Legen Sie nun Ihre Handflächen auf die Knie. Richten Sie Oberkörper, Brustbein und Becken auf. Der Scheitelpunkt Ihres Kopfes strebt zur Decke. Atmen Sie ruhig und gleichmäßig. Aus dem Fersensitz können Sie die nächste Übung, das Eingerollte Blatt, anschließen.

Eingerolltes Blatt

Wirkung Der Haltungsapparat entspannt sich. Der Kopf wird mit frischem Blut und Sauerstoff gefüllt, dadurch beruhigen sich die Nerven und Stress wird reduziert.

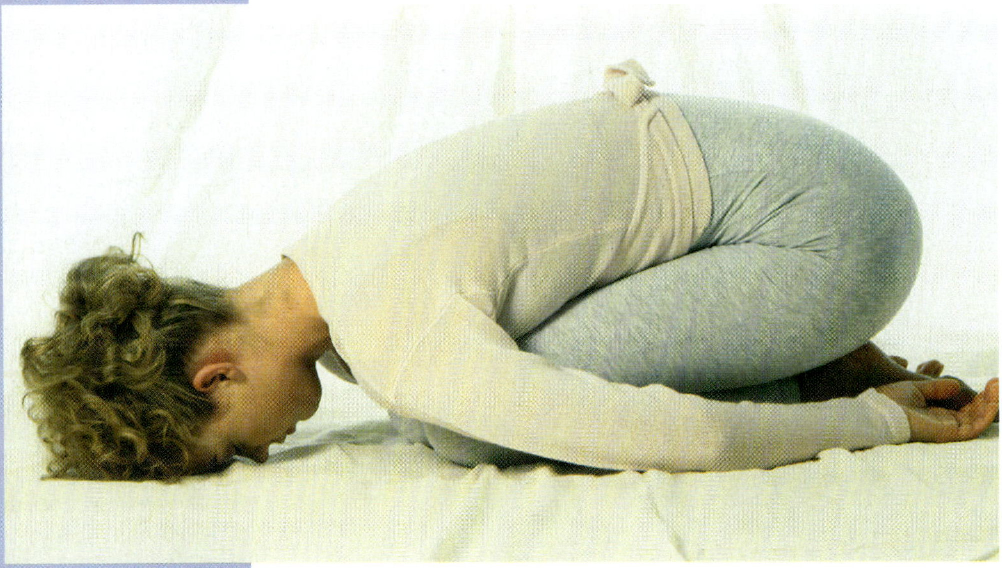

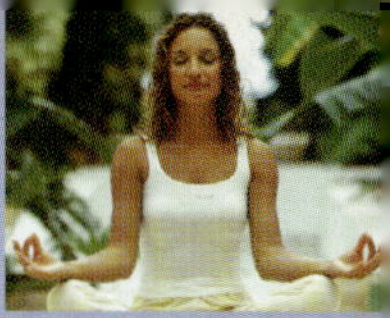

Vorsicht
Wenn die Gelenke in den Beinen (Füße, Knie, Hüfte) schmerzen oder verletzt sind oder Sie unter Krampfadern leiden, ist diese Übung nicht angezeigt. Das gleiche gilt auch bei Verletzungen der Wirbelsäule.

Wiederholungen 1-mal

Übung

Beginnen Sie im Fersensitz. Beugen Sie sich so weit nach vorne, dass der Kopf auf dem Boden aufliegt. Strecken Sie die Arme nach hinten und legen Sie die Hände neben den Füßen ab. Die Handflächen zeigen nach oben. Achten Sie darauf, dass Ihr Oberkörper vollkommen entspannt und der Kopf locker ist. In dieser Entspannungshaltung können Sie so lange verweilen, wie es Ihnen angenehm ist. Atmen Sie dabei tief und gleichmäßig. Um zurück in den Fersensitz zu gelangen, ziehen Sie zuerst Ihren Oberkörper und – erst wenn dieser aufgerichtet ist – den locker hängenden Kopf hoch.

Einzieher

Wirkung

Die Bauchmuskulatur wird gekräftigt. Die inneren Organe werden massiert und stimuliert, wodurch Ihre Reinigung gefördert wird.

Vorsicht
Verzichten Sie bei Schmerzen in den Kniegelenken auf diese Übung.

Wiederholungen 3-mal

Übung

Nehmen Sie den Kniestand ein und beugen Sie sich in den Vierfüßlerstand vor. Stützen Sie sich dazu bei gestreckten Armen mit den Handflächen auf der Unterlage ab. Die Finger zeigen nach vorne. Verteilen Sie Ihr Gewicht gleichmäßig auf Arme und Beine. Achten Sie darauf, dass Ihr

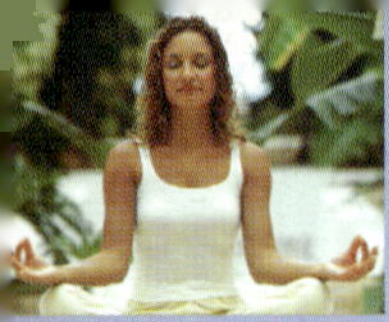

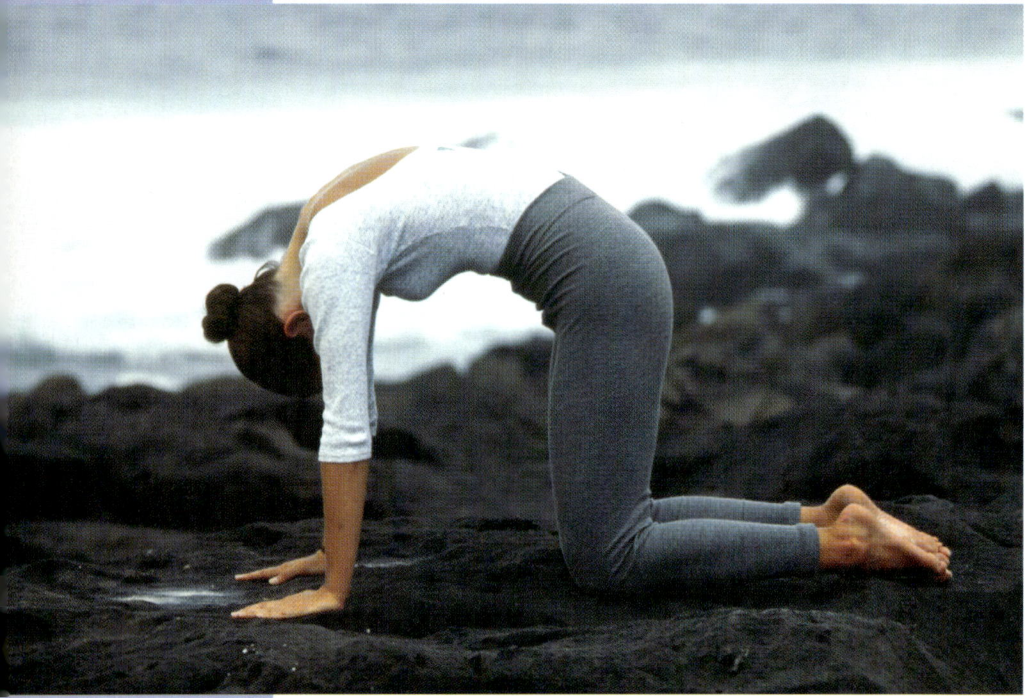

Rücken gerade ist. Die Beine sollten hüftbreit, die Arme schulterbreit geöffnet sein. Nun neigen Sie das Kinn zur Brust und ziehen mit der Ausatmung den Bauch tief ein, während Sie den Rücken ganz rund machen.
Verweilen Sie für etwa 10 Sekunden in dieser Haltung. Achten Sie auf einen gleichmäßigen und ruhigen Atem. Kehren Sie in der umgekehrten Reihenfolge der Bewegungen in den Vierfüßlerstand zurück.

Haltungsgriff

Wirkung

Verspannte Schultern werden gelockert, die Atmung wird vertieft und Sie verbessern Ihre Haltung.

Vorsicht

Bei Schmerzen in den Knie- und Fußgelenken sollten Sie auf diese Übung verzichten.

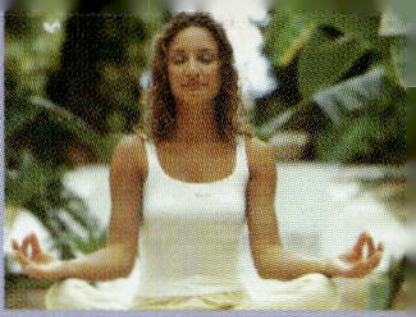

Wiederholungen

Jede Seite 2-mal

Übung

Nehmen Sie den Kniestand ein und begeben Sie sich über den Vierfüßlerstand in den Fersensitz. Legen Sie den linken Handrücken auf die Wirbelsäule und schieben Sie die Hand so weit wie möglich nach oben. Strecken Sie den rechten Arm dicht am Kopf nach oben, winkeln Sie ihn an und versuchen Sie nun langsam, beide Hände hinter dem Rücken zusammenzuführen. Verweilen Sie etwa 15 Sekunden in dieser Haltung. Atmen Sie dabei tief und ruhig. Wiederholen Sie die Übung dann zur anderen Seite. Haben Sie Geduld mit sich, wenn es am Anfang nicht direkt klappen will.

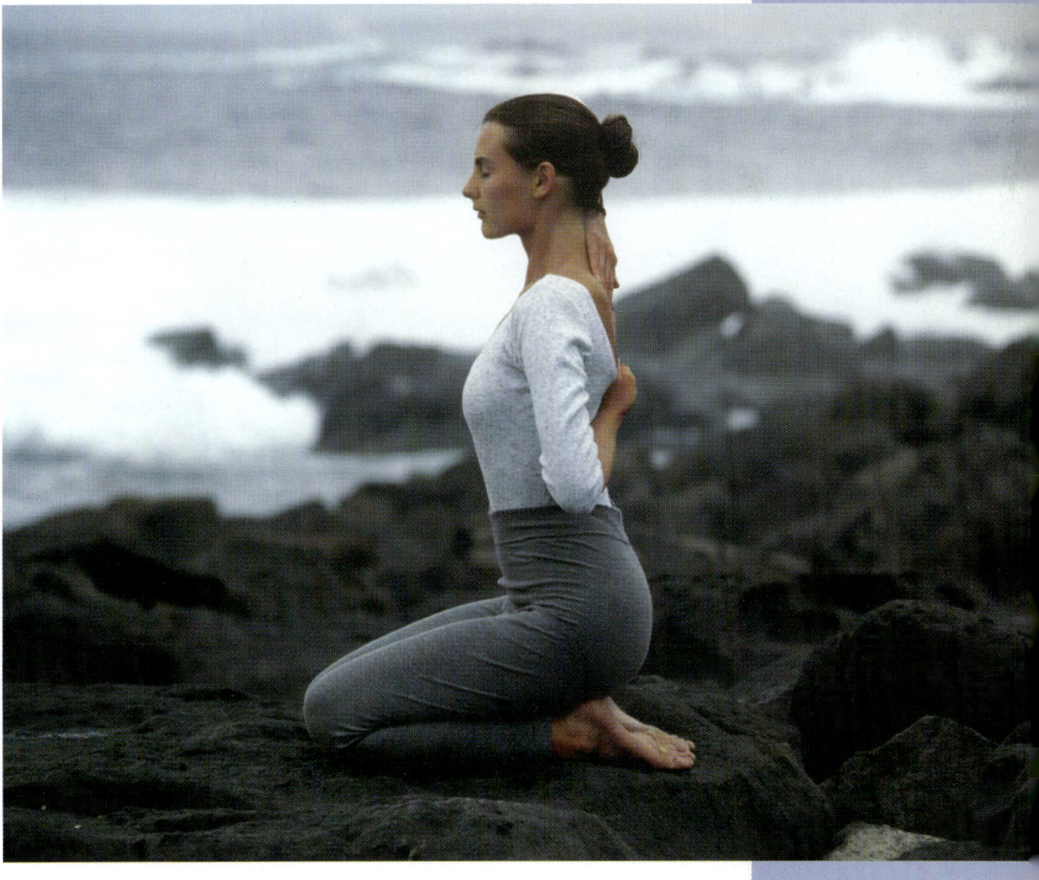

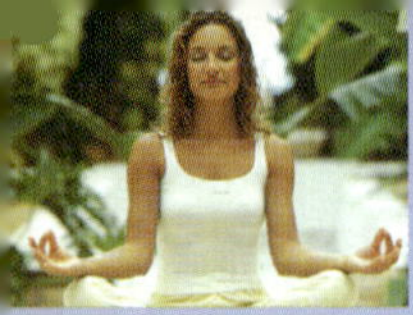

Kopfstand

Wirkung

Der gesamte Körper wird vitalisiert. Das Gewicht wird von den Beinen genommen, Spannungen werden gelöst. Die Umkehrung der inneren Organe bewirkt eine Aktivierung träger Funktionen. Durch den Blutstrom zum Gehirn wird die Konzentration gefördert, darüber hinaus verhilft die Übung zu tiefem, gesundem Schlaf.

Vorsicht

Diese Übung ist nur für Fortgeschrittene geeignet. Hilfreich zu Beginn ist immer das Training vor einer Wand, an der Sie sich notfalls abstützen können.

Wiederholungen

1-mal

Übung

Bitte benutzen Sie bei dieser Übung eine weiche Unterlage für den Kopf.

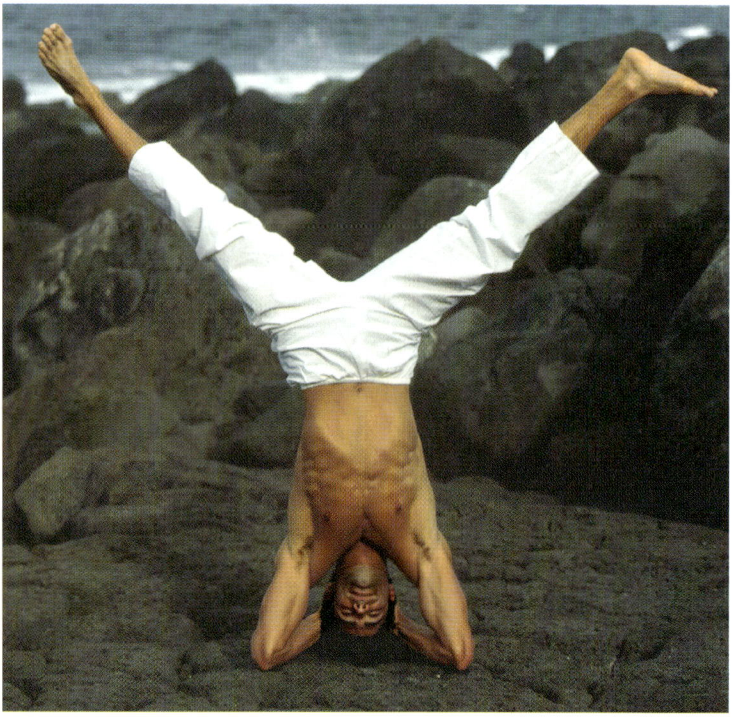

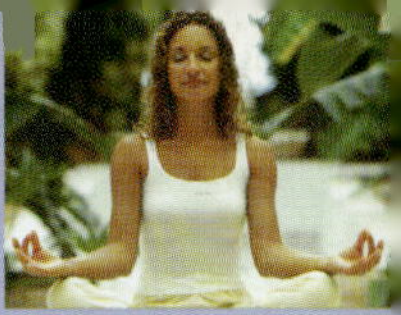

Nehmen Sie vor dieser Unterlage den Kniestand ein. Beugen Sie den Oberkörper nach vorne, verschränken Sie die Finger, winkeln Sie die Arme an und legen Sie Unterarme und verschränkte Hände auf der Unterlage ab. Die Ellenbogen werden dabei so weit nach vorn geführt, dass sie eine Parallele zu den Schultern bilden. Halten Sie die Hände schalenförmig. Ziehen Sie das Kinn zu Brust, indem Sie den Nacken strecken, und bringen Sie den Scheitelpunkt Ihres Kopfes auf den Boden. Heben Sie nun Oberarme und Schultern an. Machen Sie die Beine gerade, heben Sie Ihre Hüften an und bringen Sie die Füße so nahe zum Körper, bis Ihr Oberkörper fast senkrecht steht. Öffnen Sie den Brustkorb.

Mit der Ausatmung schwingen Sie Ihre Beine nacheinander nach oben, bis sie senkrecht sind. Strecken Sie sich mit Ihrem ganzen Körper nach oben und halten Sie das Gleichgewicht. Wenn Sie mögen, können Sie die Beine öffnen. Verweilen Sie in dieser Haltung, so lange es Ihnen angenehm ist. Atmen Sie dabei ruhig und gleichmäßig.

Kehren Sie dann in der umgekehrten Reihenfolge der Bewegungen in den Kniestand zurück.

Balance spielt in vielen asanas eine große Rolle. Um Balance zu entwickeln, bedarf es eines hohen Maßes an Konzentration. Versuchen Sie, die einzelnen Stellungen mit der Zeit immer länger zu halten. So bringen Sie Körper und Geist in Einklang.

Übungen im Sitzen

Die dritte Gruppe der Übungen entwickelt sich aus dem Sitzen heraus. Die entsprechende Ausgangshaltung ist der so genannte Langsitz. Aus ihm entstehen zahlreiche Übungen, die man notfalls sogar im Büro machen kann.

Achten Sie bei den Übungen im Sitzen grundsätzlich darauf, dass Nacken und Schultern nicht verspannen. Heben Sie das Kinn etwas an, um den Nacken zu lockern. Ihre Schultern können Sie immer wieder entspannen, wenn Sie sie hochziehen und locker nach hinten unten fallen lassen. Wenn Sie auf dem Boden üben, setzen Sie sich auf ein festes Kissen oder eine zusammengefaltete Decke. Ihre Knie sollten in jeder Sitzhaltung tiefer liegen als Ihre Hüften, weil Sie sonst Ihr Becken nicht aufrichten können.

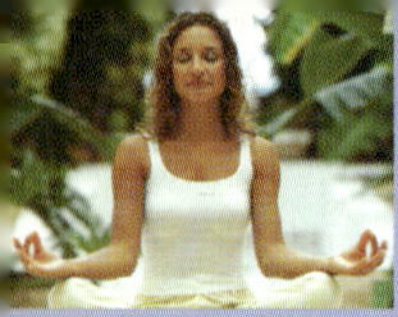

Langsitz

Setzen Sie sich mit geradem Rücken und gestreckten Beinen auf den Boden. Legen Sie die rechte Hand mit der Handfläche nach oben unter die rechte Pohälfte und ziehen Sie sie dann langsam nach hinten außen.
Durch diese Bewegung wird das Becken aufgerichtet. Machen Sie auf der linken Seite dasselbe, um auch die linke Seite des Beckens aufzurichten. Verteilen Sie Ihr Gewicht gleichmäßig über das gesamte Gesäß. Richten Sie Rücken und Brustkorb auf. Heben Sie die Schultern an und lassen Sie sie nach hinten unten sinken. Dehnen Sie den Nacken und ziehen Sie das Kinn leicht an die Brust. Der Scheitel strebt zur Decke.

Steigerung der Beweglichkeit

Wirkung Beckenmuskeln, Leistenbeugen und Beine werden gedehnt und auf diese Weise beweglicher, so dass Sie damit andere Yoga-Übungen vorbereiten.

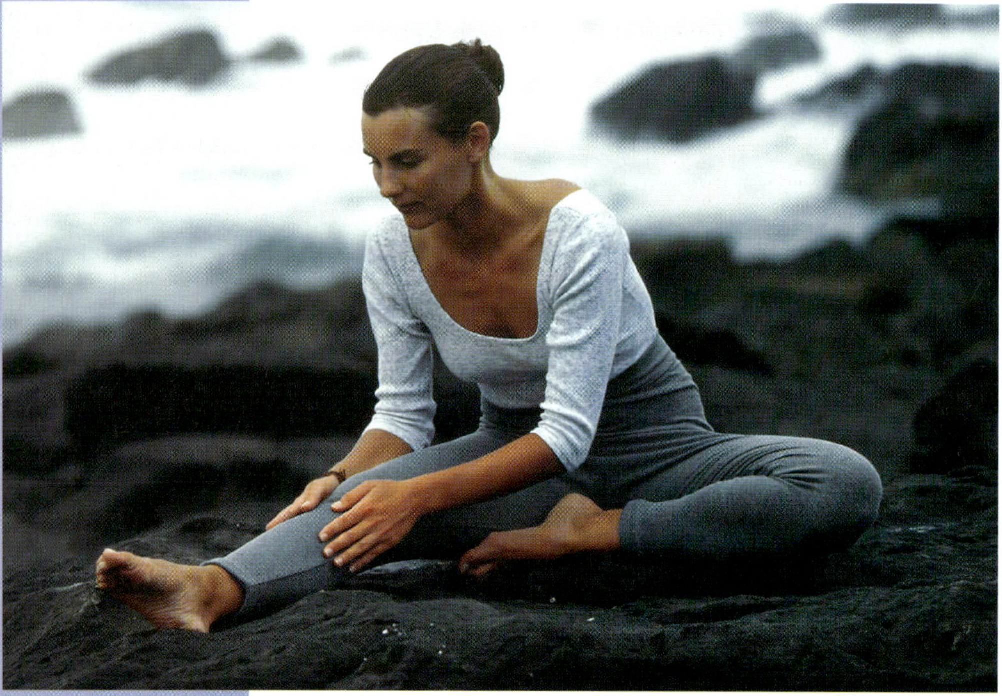

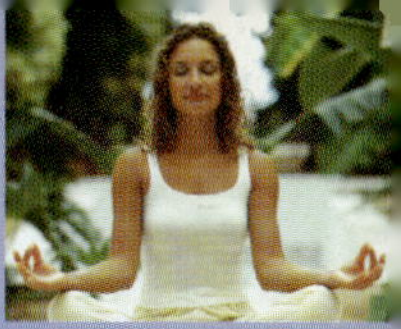

Vorsicht
Bei Schmerzen in der Leistengegend, bei Leistenzerrungen oder einem Leistenbruch ist diese Übung keinesfalls zu empfehlen.

Wiederholungen

Auf jeder Seite 6- bis 8-mal

Übung

Nehmen Sie den Langsitz ein. Winkeln Sie das linke Bein an und legen Sie die Fußsohle des linken Fußes an die Innenseite des rechten Oberschenkels, und zwar so hoch es Ihnen möglich ist. Umfassen Sie mit den Händen locker das rechte Knie. Atmen Sie ruhig und gleichmäßig und versuchen Sie mit aufrechtem Oberkörper das linke Knie allmählich auf den Boden zu bringen. Verweilen Sie etwa 15 Sekunden in dieser Haltung. Danach wiederholen Sie die Übung auf der anderen Seite.

Drehsitz

Wirkung

Die Rückenmuskeln werden gedehnt, Verspannungen in Rücken und Schultern gelöst. Leber, Magen und Bauchspeicheldrüse werden stimuliert und die gesamte Organsteuerung erfährt eine Harmonisierung. Die Hüftgelenke werden beweglicher und das Nervensystem wird gestärkt.

Vorsicht
Bei Rückenschmerzen und Beschwerden in den Hüftgelenken sollten Sie auf diese Übung verzichten.

Wiederholungen

Auf jeder Seite 2- bis 3-mal

Übung

Nehmen Sie den Langsitz ein. Winkeln Sie das linke Bein an und legen Sie den linken Fuß an den rechten Oberschenkel. Setzen Sie dann den rechten Fuß hinter dem linken Knie auf. Legen Sie den linken Arm um das rechte Bein und ziehen Sie den Oberschenkel zum Körper heran.

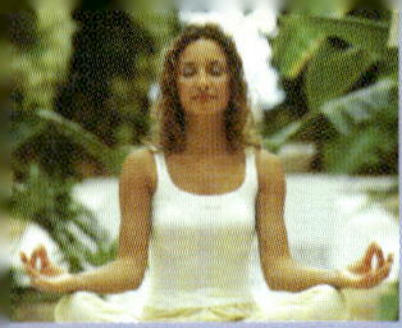

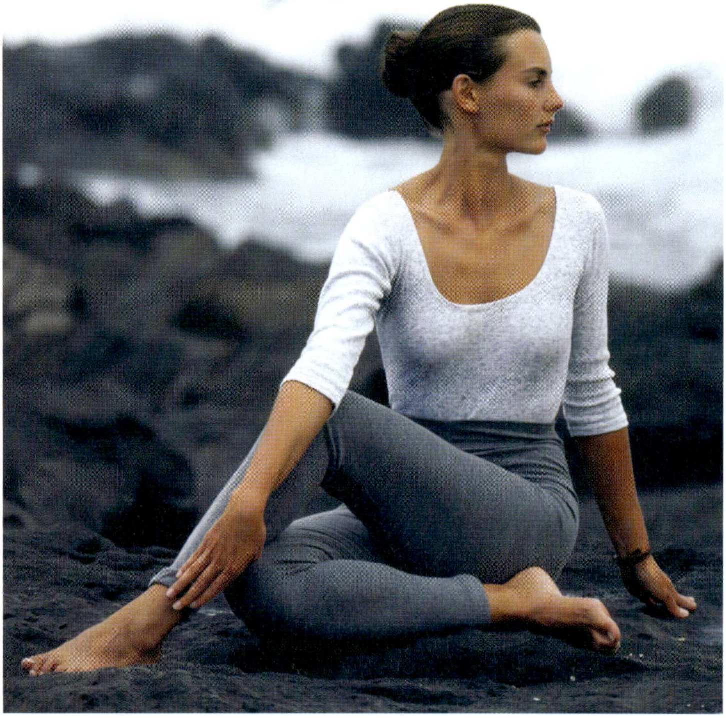

Richten Sie Oberkörper und Brustkorb auf. Strecken Sie den linken Arm auf Schulterhöhe nach vorn aus und drehen Sie sich um die eigene Achse nach rechts hinten. Stützen Sie sich mit dem rechten Arm auf den Fingerspitzen nah am Gesäß auf. Entspannen Sie beide Schultern und strecken Sie den Nacken. Der Blick geht angenehm weit mit nach rechts. Atmen Sie ruhig und gleichmäßig und versuchen Sie, so lange wie möglich in der Haltung zu verharren. Kehren Sie in der umgekehrten Reihenfolge der Bewegungen in den Langsitz zurück und wiederholen Sie die Übungen auf der anderen Seite.

Seitbeuge

Wirkung

Die Flankenmuskulatur wird gedehnt und der gesamte Rücken gekräftigt. Die Beweglichkeit der Wirbelsäule nimmt zu.

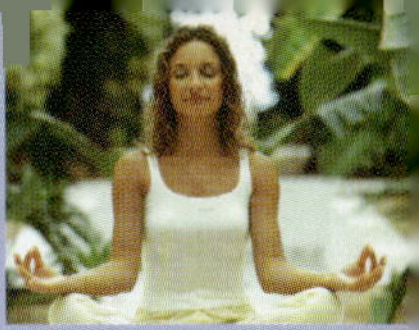

Wiederholungen

Auf jeder Seite 2-mal

Übung

Nehmen Sie den Langsitz ein und schlagen Sie beide Unterschenkel nach links. Richten Sie Ihren Oberkörper vollständig auf, indem Sie sich vom Scheitel Ihres Kopfes nach oben ziehen. Die Bauchmuskeln sind angespannt. Spüren Sie, wie sich Ihr Brustkorb aufrichtet und sich die Nackenmuskeln verlängern. Legen Sie die Fingerspitzen am Nacken an und ziehen Sie Ihre Ellenbogen nach außen. Achten Sie darauf, dass Sie die Schultern nicht verspannen und nicht hochhalten. Atmen Sie aus und beugen Sie dabei Ihren Oberkörper in aufrechter Haltung langsam zur linken Seite. Verweilen Sie, so lange es Ihnen angenehm ist, in dieser Haltung und atmen Sie dabei ruhig und gleichmäßig. Atmen Sie ein, während Sie wieder in die Ausgangshaltung zurückkehren. Wiederholen Sie die Übung zur anderen Seite. Anschließend sollten Sie sich die folgende Entspannungsübung gönnen.

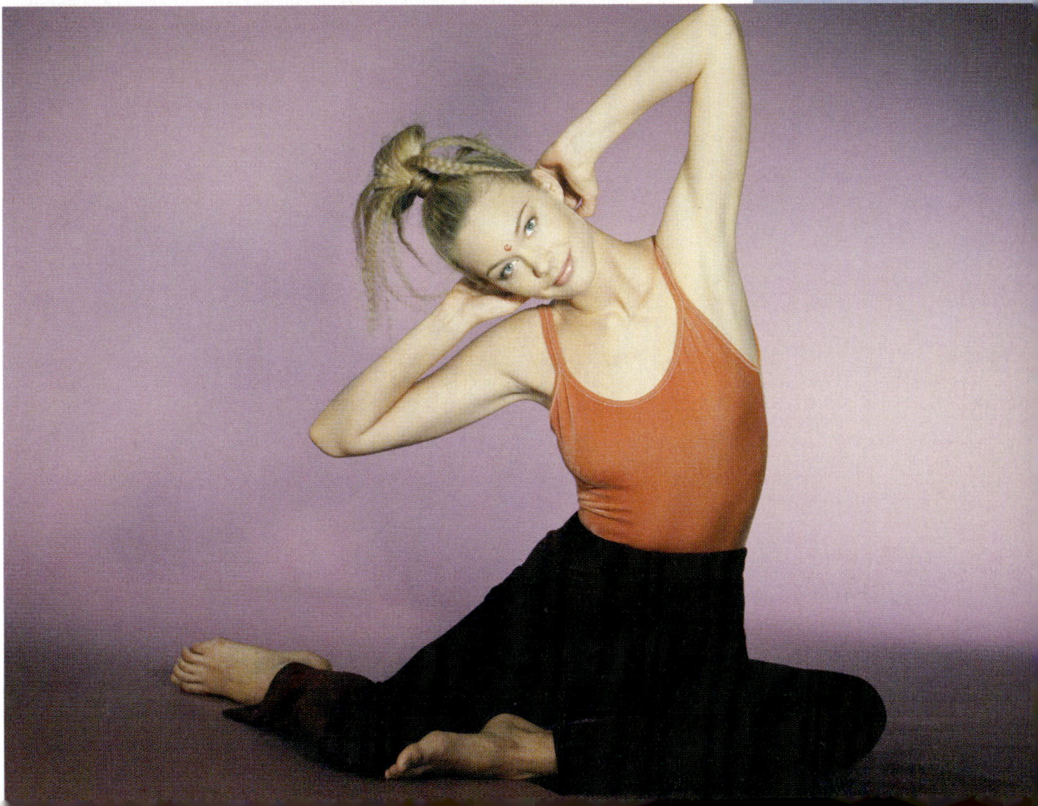

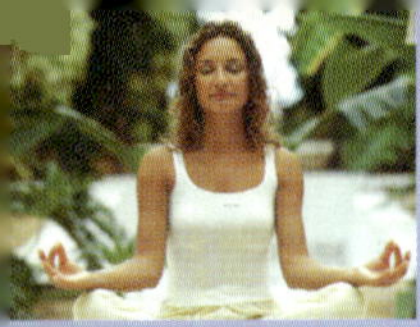

Entspannung nach der Seitbeuge

Nach wiederholter Ausführung der Seitbeuge senken Sie den Oberkörper langsam in Richtung des vorderen Knies auf Ihren Oberschenkel. Stützen Sie sich dabei mit Ihren Händen und Unterarmen ab, bis Sie liegen. Die Stirn ruht auf dem Boden oder auf den Händen. Atmen Sie tief und gleichmäßig und verharren Sie in der Haltung, so lange es Ihnen angenehm ist. Wiederholen Sie die Entspannungsübung zur anderen Seite.

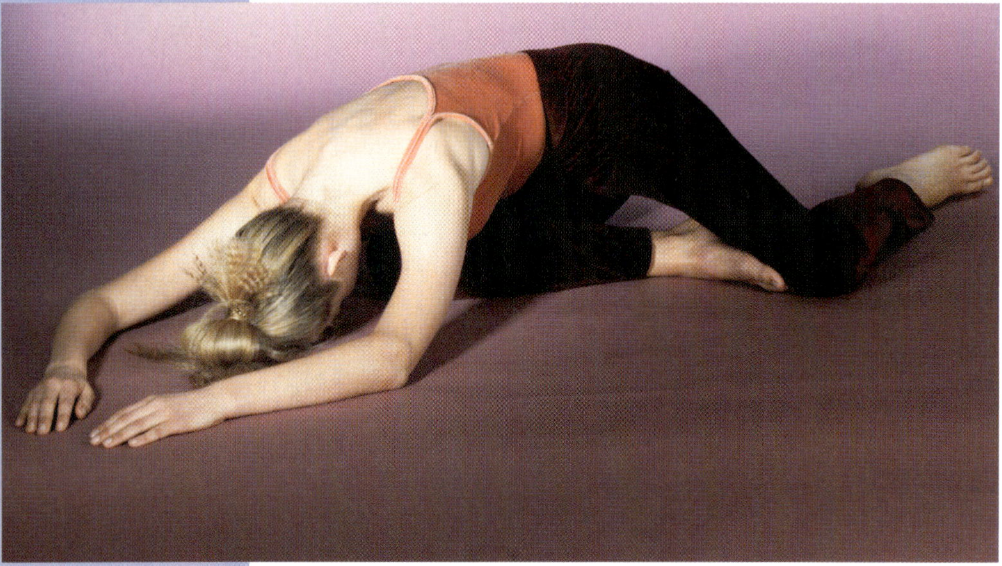

Freier Sitz

Wirkung Die Muskeln des Beckens, der Leistenbeugen und der Oberschenkelinnenseiten werden gedehnt. Der Rücken richtet sich auf und Nacken und Schultern werden entspannt.

Vorsicht

Wenn Sie Probleme mit den Leisten oder gar einen Leistenbruch haben, dürfen Sie diese Übung nicht üben.

Wiederholungen Auf jeder Seite 2- bis 3-mal

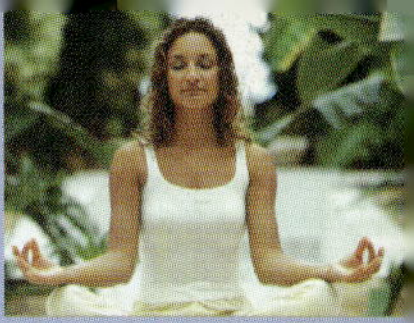

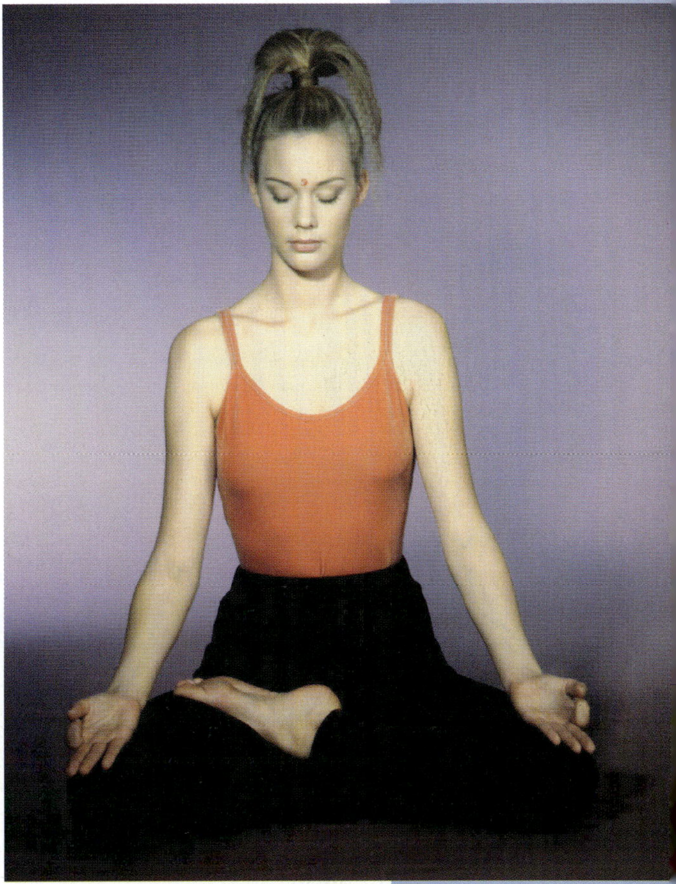

Nehmen Sie den Langsitz ein. Ziehen Sie die rechte Ferse an den Damm. Legen Sie die linke Ferse auf den rechten Oberschenkel. Die Knie sinken zum Boden. Legen Sie die rechte Hand mit der Handfläche nach oben unter die rechte Pohälfte und ziehen Sie sie nach hinten außen. Wiederholen Sie dies auf der linken Seite. Durch diese Bewegungen richtet sich das Becken auf und die Knie sinken gleichzeitig etwas tiefer zum Boden. Richten Sie den Oberkörper auf und lassen Sie dabei die Knie nochmals nachsinken. Legen Sie die Handrücken auf die Knie. Die Kuppen von Daumen und Zeigefinger berühren sich, während die anderen Finger gestreckt sind. Atmen Sie ruhig und gleichmäßig. Verweilen Sie, so lange es Ihnen angenehm ist, in dieser Haltung und wiederholen Sie die Übung dann zur anderen Seite. Wenn der Freie Sitz Ihnen zunächst schwer fällt, können Sie es sich etwas leichter machen, indem Sie sich auf ein festes Kissen setzen.

Lotus-Sitz

Wirkung

Die Muskeln des Beckens, der Leistenbeugen und der Oberschenkelinnenseiten werden gedehnt. Der Rücken richtet sich auf und Nacken und Schultern werden entspannt.

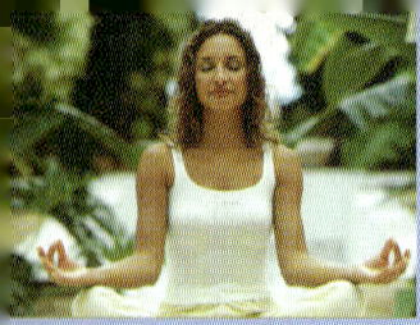

Vorsicht

Bei Schmerzen in den Leistenbeugen, bei Leistenzerrungen oder einem -bruch sollten Sie auf diese Übung verzichten.

Wiederholungen

Auf jeder Seite 1-mal

Übung

Bei dieser Übung handelt es sich um eine fortgeschrittenere Variante des Freien Sitzes. Der Lotus-Sitz ist die perfekte Meditationshaltung und bedarf sicherlich einiger Übung, bevor er überhaupt möglich ist, geschweige denn als bequem empfunden wird. Im Unterschied zum Freien Sitz, bei dem ein Fuß an der Oberschenkelinnenseite des anderen Beines liegt, ruhen hier beide Füße auf den gegenüberliegenden Oberschenkeln. Dies erfordert eine

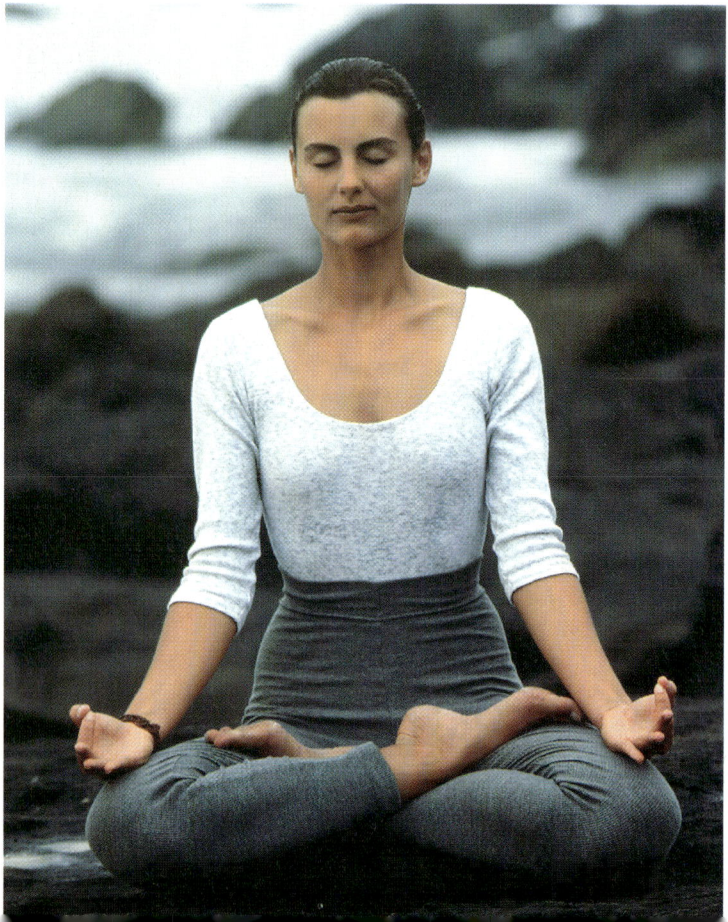

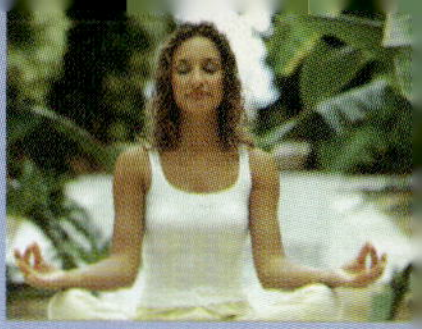

große Beweglichkeit in den Beinen, die Sie jedoch nach regelmäßigem Üben mit Leichtigkeit erlangen werden.

Berg

Wirkung

Neben der Rücken- und Beinmuskulatur werden auch Schulter- und Armmuskulatur gestärkt. Die Atmung vertieft sich, wodurch sich die Sauerstoffaufnahme verbessert. Die Wirbelsäule wird gekräftigt.

Vorsicht

Bei Schmerzen in den Leistenbeugen oder bei Leistenzerrungen ist diese Übung nicht empfehlenswert.

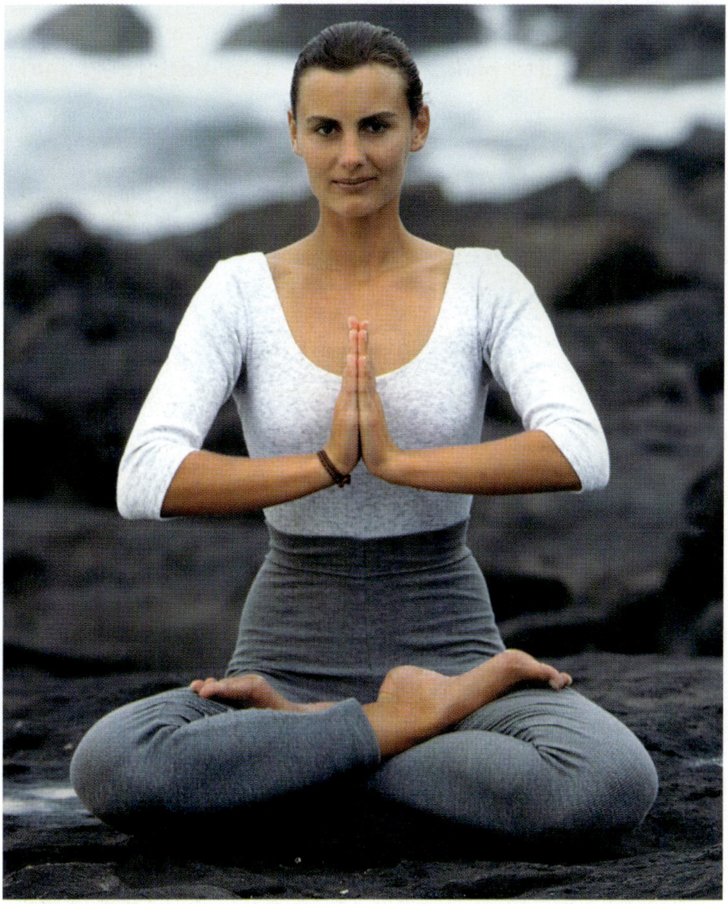

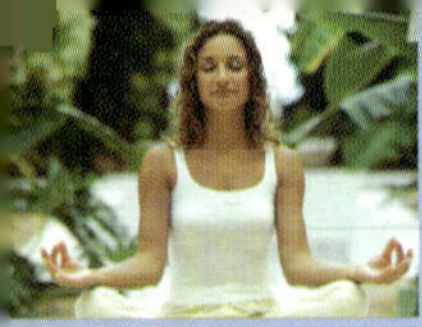

Wiederholungen 2- bis 3-mal

Übung Nehmen Sie über den Langsitz den Freien Sitz ein. Wenn Sie es sich zutrauen, können Sie diese Übung natürlich auch im Lotus-Sitz machen. Sind beide Haltungen für Sie noch zu unbequem, dann praktizieren Sie die Übung im Schneidersitz. Halten Sie den Oberkörper so aufrecht wie möglich und legen Sie die Handflächen vor der Brust aneinander (siehe Bild Seite 99). Atmen Sie tief ein und führen Sie dabei die Hände über den Kopf, bis die Arme gestreckt sind. Tasten Sie sich in Ihrer Vorstellung über die Fingerkuppen nach oben und über Ihr Steißbein nach unten. Lassen Sie Ihren Atem frei fließen und halten Sie diese Stellung für 10 bis 20 Sekunden. Atmen Sie aus und führen Sie Ihre Handflächen langsam wieder vor die Brust.

Rolle

Wirkung Nacken und Rücken werden massiert. Verspannungen lösen sich. Die Wirbelsäule wird elastisch. Durch die Anregung des Kreislaufs steigert sich die Vitalität und Müdigkeit verschwindet.

Vorsicht

Bei starken Rückenschmerzen und Versteifungen der Wirbelsäule sollten Sie auf diese Übung verzichten.

Wiederholungen 5- bis 8-mal

Übung Nehmen Sie auf einer weichen Unterlage den Langsitz ein. Winkeln Sie die Beine an und ziehen Sie die Knie an Ihren Bauch. Legen Sie die Unterarme in die Kniebeugen. Machen Sie den Rücken rund und heben Sie den Kopf so weit wie möglich zu den Knien. Verlagern Sie Ihr Gewicht nach hinten und rollen Sie locker auf dem Rücken ab, bis die Füße dicht über dem Kopf sind. Nutzen Sie den Schwung und rollen Sie wieder in die Sitzhaltung. Die

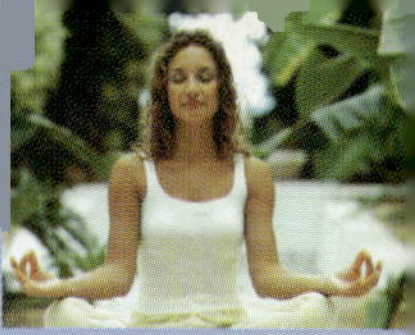

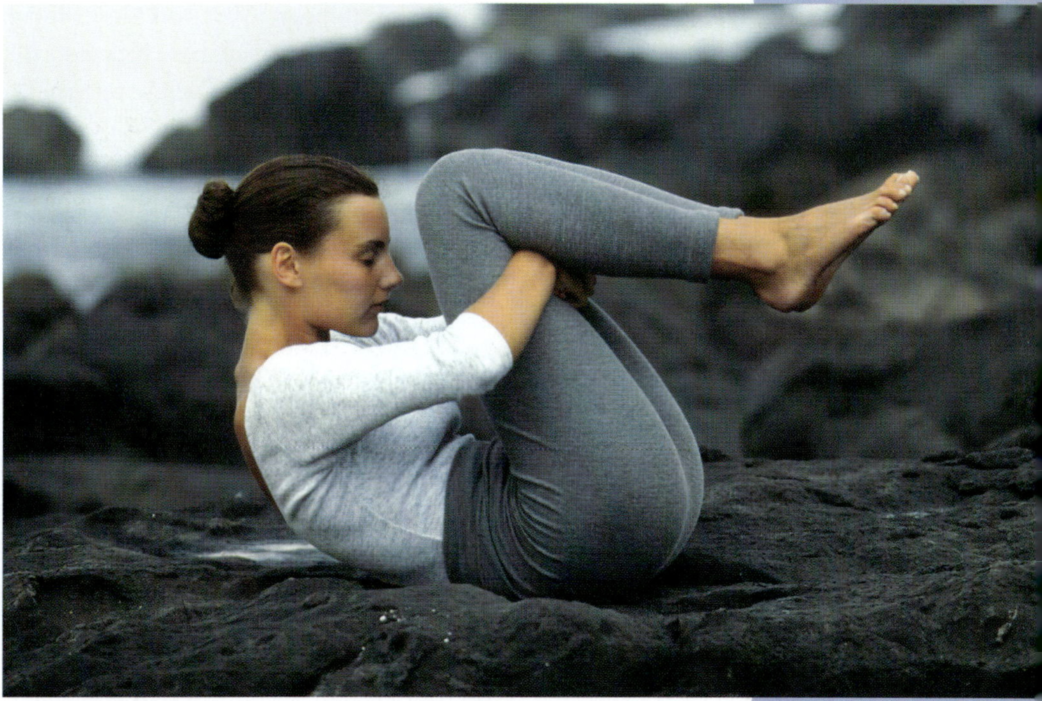

Stirn bleibt immer an den Knien. Atmen Sie während der gesamten Übung ruhig und gleichmäßig.

Übungen im Liegen

Im Liegen kennen wir aus dem Yoga hervorragende Entspannungsübungen, die, korrekt befolgt, eine wahre Tiefenentspannung ermöglichen. Bauchlage oder Rückenlage sind die Ausgangshaltungen für oft sehr anstrengenden Körperübungen, von denen wir Ihnen hier einige vorstellen möchten.

Bauchlage

Legen Sie sich auf den Bauch. Der Nacken ist gerade und die Stirn berührt die Unterlage. Die Arme liegen locker gestreckt neben dem Körper und die Handflächen zeigen zur Decke. Beine und Füße sind so gestreckt, dass der

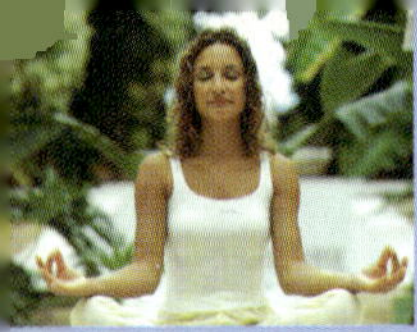

Fußspann auf der Unterlage aufliegt. Wachsen Sie in Ihrer Vorstellung über den Scheitelpunkt Ihres Kopfes, Ihr Steißbein, Ihre Fingerkuppen und Ihre Zehenspitzen hinaus.

Die Bauchlage ist nicht nur die Ausgangshaltung für verschiedene *asanas*, sondern hilft auch gegen Rückenschmerzen und löst Verspannungen im ganzen Körper. Außerdem vertieft sie die Rippenatmung.

Rückenlage

Legen Sie sich auf den Rücken. Ihre Hände liegen mit den Handflächen nach unten parallel zum Körper. Ziehen Sie Ihr Kinn zur Brust, um so Ihren Nacken zu dehnen. Lassen Sie die ausgestreckten Beine locker liegen. Wenn es für Sie bequemer ist, dürfen Sie sie hüftbreit auseinander legen. Wachsen Sie in Ihrer Vorstellung über den Scheitelpunkt Ihres Kopfes, Ihre Fingerkuppen, Ihr Steißbein, Ihre Fersen und Ihre Zehen hinaus.

Auch die Rückenlage eignet sich nicht nur als Ausgangshaltung für bestimmte Körperübungen, sondern löst Verspannungen im ganzen Körper. Außerdem erleichtert Sie Ihnen nicht nur die einzelnen Teilatmungen wie Brust-, Bauch- oder Rippenatmung, sondern auch die Vollatmung. Jedes Übungsprogramm sollte immer mit der Rückenlage abschließen, denn sie ist eine ideale Entspannungshaltung.

Schulterbrücke

Wirkung Der Haltungsapparat wird gekräftigt und entspannt, während Brust und Bauch gedehnt werden.

Wiederholungen 1-mal

Übung Die Ausgangshaltung ist die Rückenlage. Die Arme liegen gerade neben dem Körper, die Handrücken zeigen diesmal aber zum Boden. Stellen Sie die Füße vor den Po. Die Knie sollten sich berühren. Geben Sie nun Druck auf die Füße. Spannen Sie Gesäß und Beckenboden an, lösen Sie

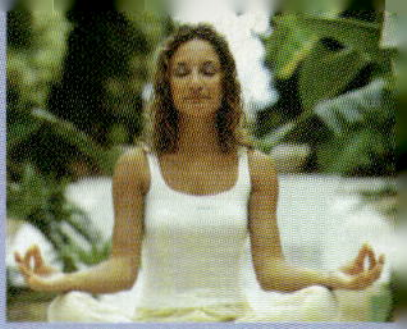

sich mit dem Rücken vom Boden und heben Sie das Becken an. Schieben Sie die Knie nach vorn und oben, bis eine schiefe Ebene zwischen ihnen und den Schultern entsteht. Verweilen Sie in dieser Haltung so lange, wie es Ihnen angenehm ist und halten Sie dabei die kraftvolle Anspannung des Beckenbodens. Atmen Sie dabei ruhig und gleichmäßig. Um in die Ausgangshaltung zurückzukehren, rollen Sie Rücken und Becken Wirbel für Wirbel zum Boden ab. Das geht besonders gut, wenn Sie zuvor die Fersen weit nach oben anheben.

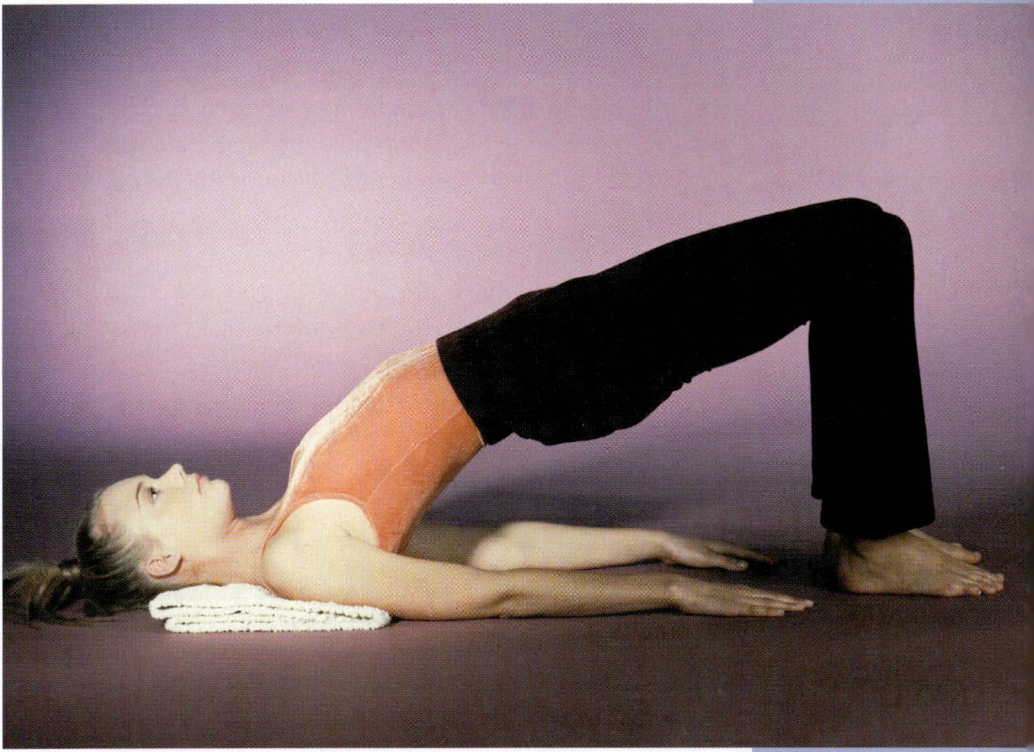

Kobra

Wirkung

Rücken-, Gesäß- und Brustmuskulatur werden gestärkt und die Wirbelsäule erlangt eine größere Elastizität. Die Nierenfunktion wird angeregt. Fettpölsterchen an den weiblichen Problemzonen schrumpfen.

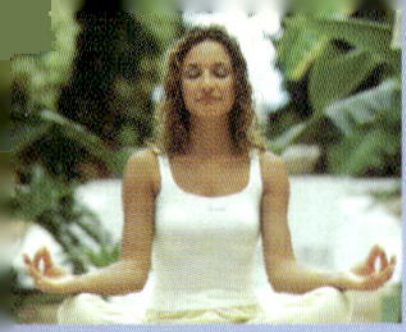

Vorsicht
Bei Beschwerden im unteren Rücken, frischen Knochenbrüchen oder Operationsnarben sowie bei Angina Pectoris oder nervösen Herzbeschwerden sollten Sie diese Übung auslassen.

Wiederholungen 2- bis 3-mal

Übung Nehmen Sie die Bauchlage ein. Setzen Sie die Hände in Brusthöhe auf den Boden, dehnen Sie den Körper vom Scheitel bis zu den Zehen und bleiben Sie bis zum Ende der Übung in der Dehnung. Nun heben Sie den Kopf und ziehen den Oberkörper mit dem Rücken Wirbel um Wirbel hoch. Der Bauchnabel bleibt auf dem Boden und die Hände stützen den Körper nur leicht ab. Beugen Sie den Kopf nach hinten und ertasten Sie mit dem Brustkorb den

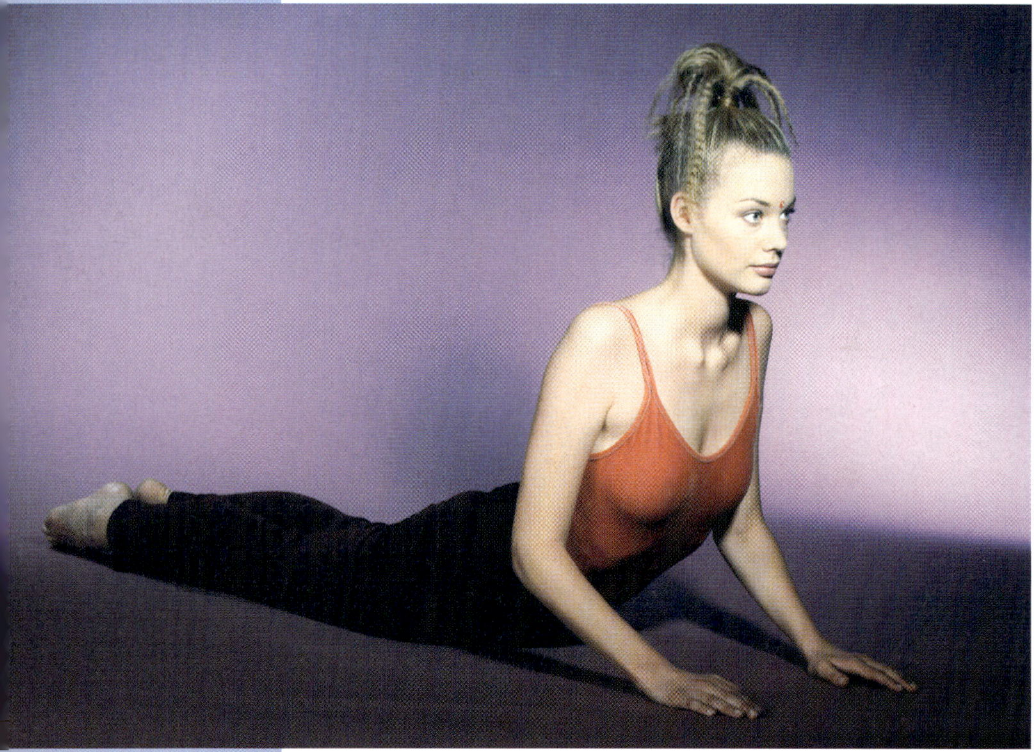

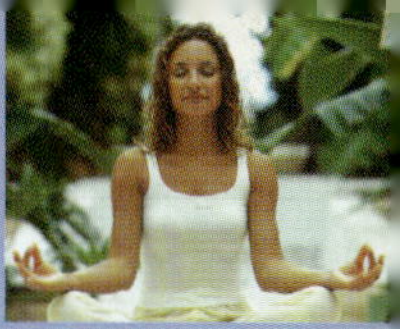

Raum vor Ihnen. Atmen Sie ruhig und gleichmäßig. Bleiben Sie drei bis vier Atemzüge in dieser Haltung und kehren Sie langsam – Wirbel für Wirbel – in die Bauchlage zurück.

Pumpe

Wirkung

Diese Übung fördert die Durchblutung und kräftigt die Muskeln des unteren Rückens und der Beine. Sie ist vor allem bei einem Hohlkreuz zu empfehlen.

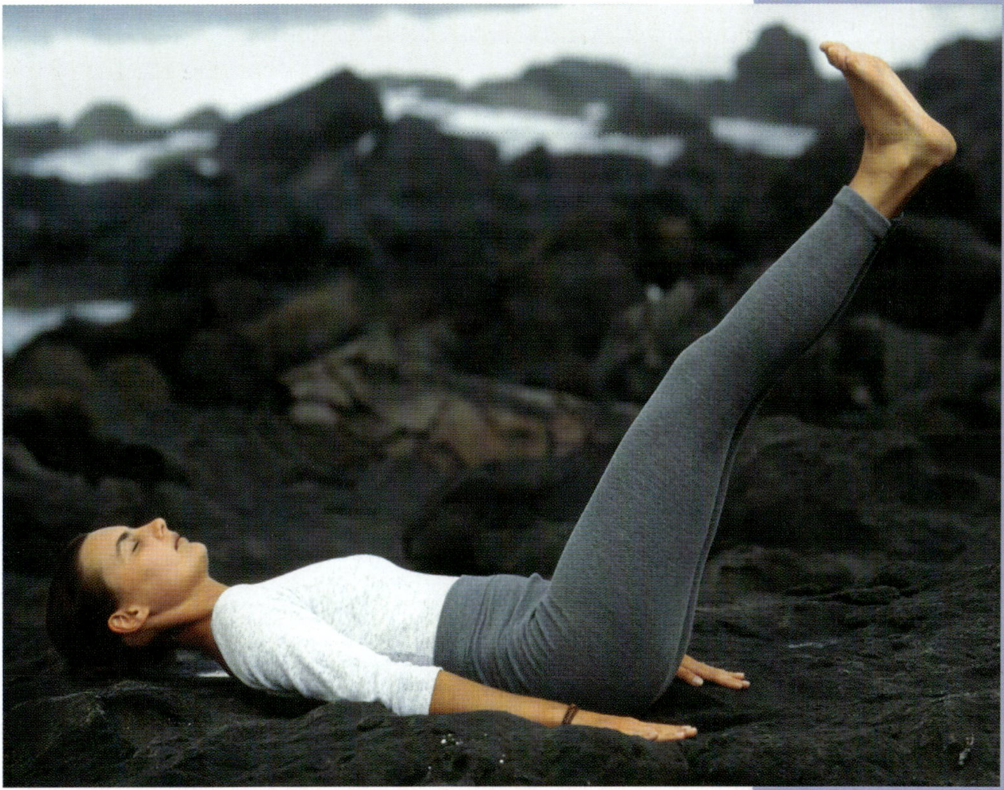

Vorsicht

Bei akuten Ischiasbeschwerden, Bandscheiben- und Wirbelschäden im Bereich der Lendenwirbelsäule muss auf diese Übung verzichtet werden.

Wiederholungen 3-mal

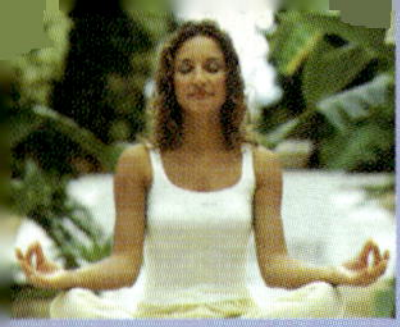

Übung

Nehmen Sie die Rückenlage ein. Winkeln Sie Ihre Beine an und strecken Sie sie mit einer Ausatmung senkrecht nach oben, während Sie gleichzeitig die Bauchmuskeln anspannen. Pressen Sie die Handflächen gegen den Boden. Verweilen Sie etwa 10 Sekunden in dieser Haltung. Atmen Sie ruhig und gleichmäßig. Dann senken Sie die Beine langsam ab. Achten Sie darauf, dass der ganze Rücken und der ganze Kopf fest am Boden kleben.

Schulterstand

Wirkung

Bein- und Rückenmuskulatur werden gekräftigt und die Wirbelsäule erfährt eine größere Stabilität. Gleichzeitig ist die Übung stimulierend für den gesamten Kreislauf und vertieft die Atmung.

Vorsicht

Bei Venenentzündungen, Wirbelsäulenschäden, starkem Übergewicht, Gleichgewichtsstörungen, Herzbeschwerden, hohem Augeninnendruck, Bluthochdruck, Asthma, während der Menstruation sowie ab dem fünften Schwangerschaftsmonat sollten Sie auf diese Übung verzichten.

Wiederholungen

2-mal

Übung

Nehmen Sie die Rückenlage ein. Winkeln Sie die Beine an und ziehen Sie sie bei angespannter Bauchmuskulatur über den Oberkörper. Strecken Sie die Beine nun mit einer Ausatmung senkrecht nach oben. Ziehen Sie die Beine langsam schräg nach hinten, wobei der Rücken sich Wirbel um Wirbel vom Boden abhebt. Stützen Sie den Körper mit den Händen an der Taille ab, die Daumen zeigen nach vorne. Halten Sie Ihren Rücken gerade. Atmen Sie ruhig und gleichmäßig und verweilen Sie in dieser Haltung, so lange es Ihnen angenehm ist. Zum Schluss kehren Sie in der umgekehrten Reihenfolge der Bewegungen wieder in die Rückenlage zurück.

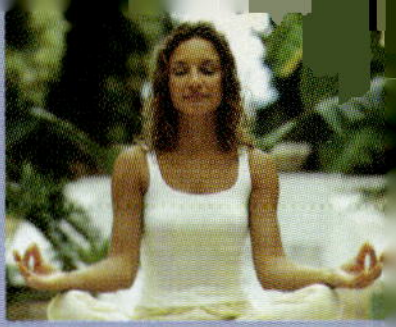

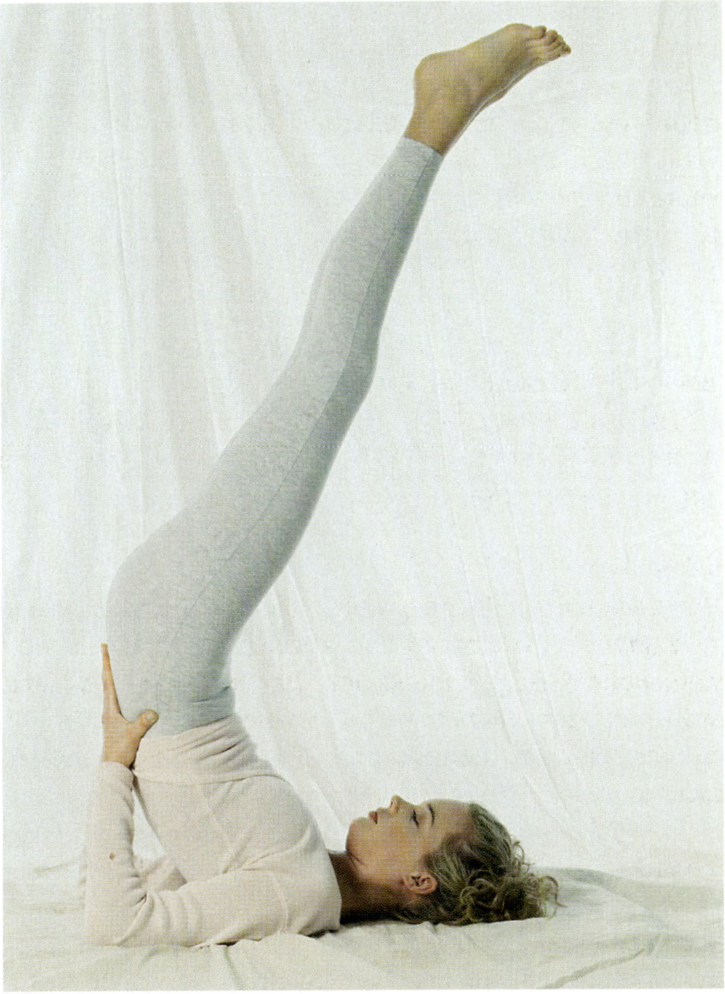

Krokodil

Wirkung

Wirbelsäule und Rücken werden elastischer und Verspannungen in Schultern, Rücken und Hüften lösen sich. Verdauungsorgane und Stoffwechsel werden angeregt, die Nerven gestärkt. Die Atmung vertieft sich.

Vorsicht

Bei jeder Art von Wirbelsäulenschäden sollten Sie auf diese Übung verzichten.

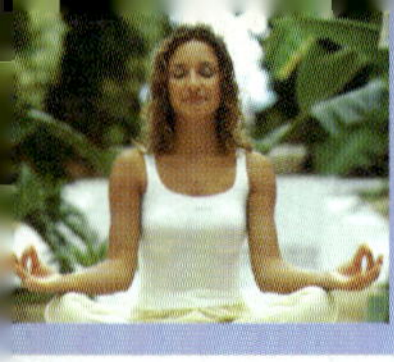

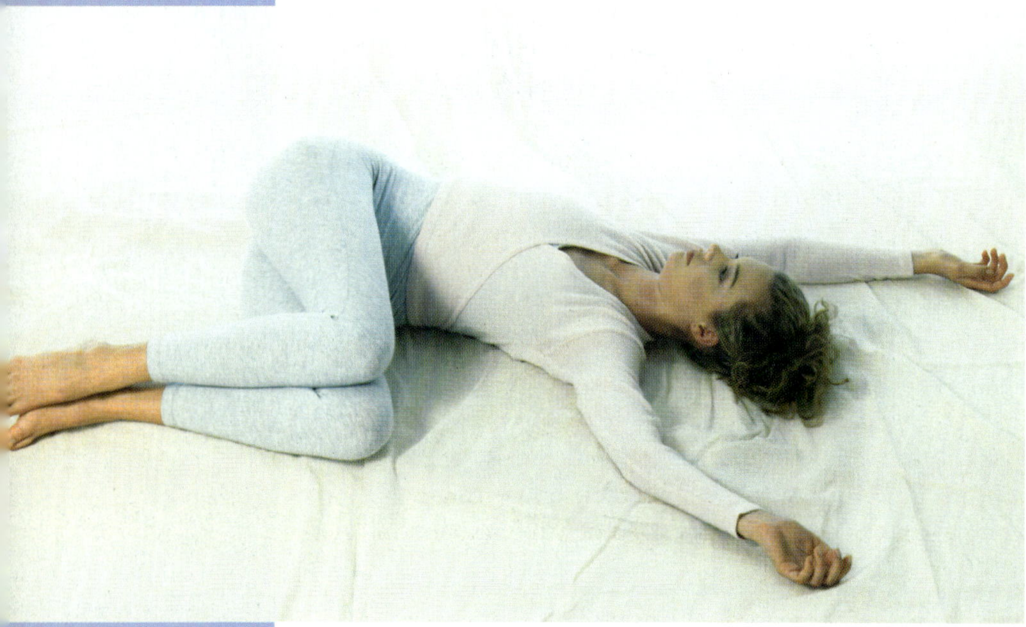

Wiederholungen Auf jeder Seite 5- bis 6-mal

Übung Nehmen Sie die Rückenlage ein. Legen Sie die Arme gestreckt neben den Kopf, die Handflächen zeigen nach oben. Winkeln Sie die Beine an und stellen Sie die Füße möglichst nah am Po auf, wobei die Knie sich berühren. Lassen Sie mit der Ausatmung die Beine vorsichtig nach links auf den Boden sinken, der Kopf dreht sich nach rechts. Beim Einatmen gehen Sie zur Mitte zurück und führen die Bewegung beim Ausatmen zur anderen Seite aus.

Die Entspannung

Beenden Sie Ihre Yoga-Sitzung immer mit einer Entspannungsübung. Auf diese Weise können Sie seelische Belastungen mildern und Sie werden gelassener und ruhiger. Doch ist mit Entspannung keineswegs gemeint, dass Sie sich auf den Rücken legen und Ihre Gedanken schweifen

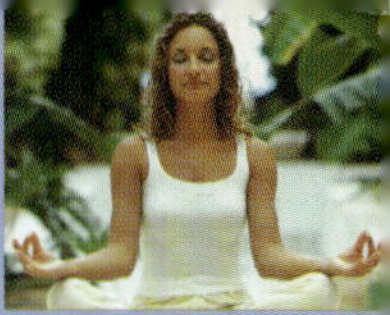

lassen oder vor sich hindösen. Im Yoga ist Entspannung tatsächlich ein aktiver Vorgang, an dem der gesamte Körper, und zwar sowohl Physis als auch Psyche, beteiligt ist.

Um die wahre Entspannung zu erleben, müssen sowohl Körper als auch Geist wirklich loslassen – und auch dazu benötigt man Konzentration. Wenn Sie mögen, können Sie während der Entspannung im Hintergrund mantrische Musik laufen lassen. Bei manchen lässt sich dadurch die Entspannung vertiefen. Doch hängt die Tiefe der Entspannung tatsächlich zum größten Teil davon ab, mit welcher Intensität Sie zuvor Ihr Übungsprogramm absolviert haben. Wie bereits erwähnt, hängen Anspannung und Entspannung wie zwei Pole zusammen und nur wo echte Anspannung war, kann sich echte Entspannung ausbreiten.

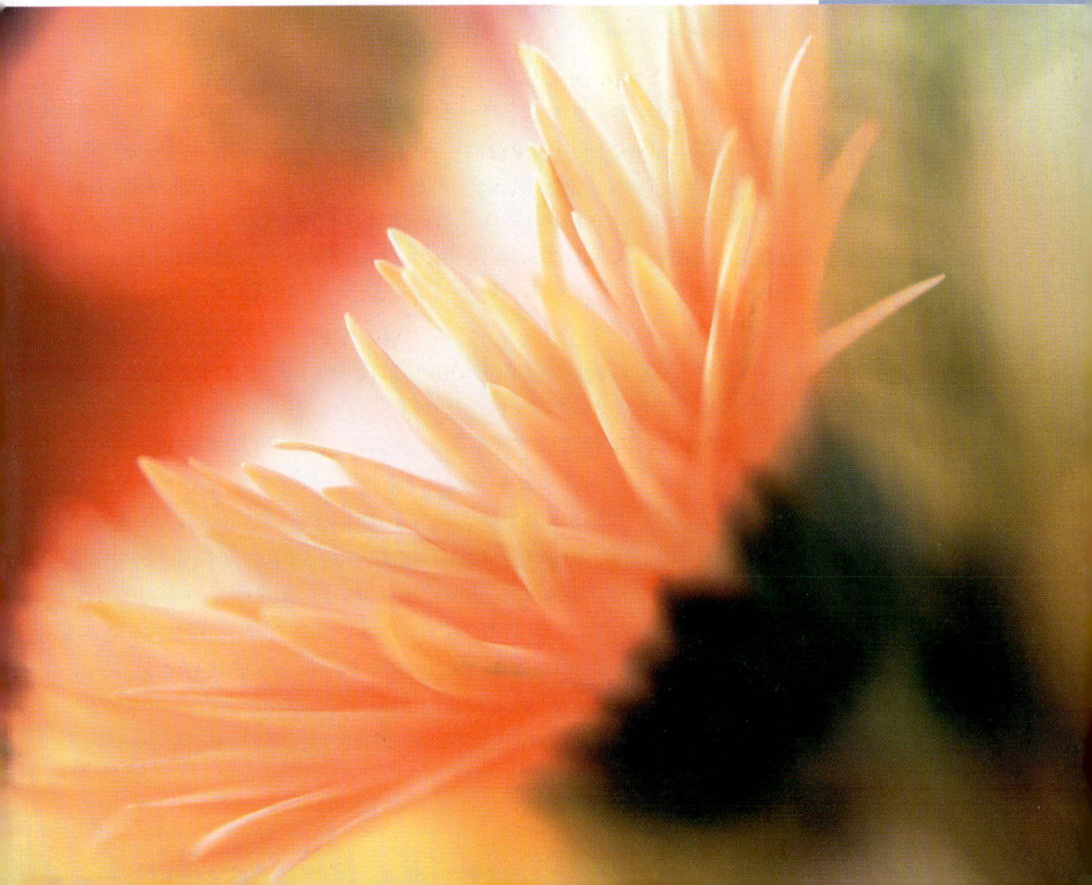

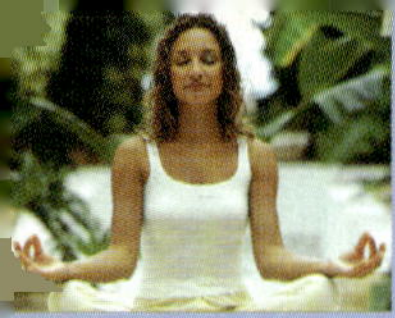

Entspannung der Farben

Farben können die Entspannung fördern. Da Sie anhand der bereits beschriebenen Übungen schon gelernt haben, über sich selbst hinauszuwachsen und sich in der eigenen Vorstellung zur Decke zu ertasten, dürfte die Entspannung mit der Vorstellung von Farben für Sie nun auch kein Problem mehr sein. Setzen Sie sich dazu mit angewinkelten Beinen vor eine Wand, rollen Sie sich langsam, Wirbel um Wirbel auf den Rücken und strecken Sie die Beine möglichst gerade an der Wand empor.
Denken Sie nun beim Einatmen an die Farbe Rot und stellen Sie sich vor, wie sie vom Becken zu den Füßen emporfließt. Die Ausatmung verbinden Sie mit Blau. Stellen Sie sich dabei vor, wie es, angefangen bei den Füßen, wieder zum Becken hinabfließt. Bleiben Sie in dieser Haltung, so lange Sie möchten. Bevor Sie aufstehen, sollten Sie die Beine auf dem Boden ruhen lassen, damit sie wieder durchblutet werden.

Entspannen Sie vom Scheitel bis zur Sohle! Die Entspannungshaltungen geben Ihnen die Energie zurück, die Ihnen durch körperliche, geistige und seelische Überlastung verloren gegangen ist.

Savasana – die Entspannungshaltung

Savasana bedeutet so viel wie »Totenhaltung«. Nehmen Sie dafür die Rückenlage ein. Der Kopf ist gerade, die Arme liegen locker neben dem Körper, die Handflächen zeigen jetzt nach oben. Die Fersen liegen nebeneinander und die Füße fallen locker zur Seite. Ziehen Sie das Kinn leicht ein und strecken Sie den Nacken. Strecken Sie sich nun von Kopf bis Fuß in einer geraden Linie und tasten Sie sich in Ihrer Vorstellung mit Scheitel, Steißbein, Fingerkuppen und Zehen über den Körper hinaus. Schließen Sie die Augen und atmen Sie ruhig und gleichmäßig. Beobachten Sie Ihren Atem, beeinflussen Sie ihn jedoch nicht. Nun beginnen Sie mit jeder Ausatmung die einzelnen Muskeln Ihres Körpers zu lösen. Lenken Sie Ihre Aufmerksamkeit auf Ihre Fußsohlen und beginnen Sie dort, Ihre Muskeln zu entspannen. Atmen Sie sich mit jeder Ausatmung über Fußrücken, Fersen, Waden, Knie, Oberschenkel, Hüften und Gesäß zu Ihrem Rumpf nach oben, wobei Sie Muskel

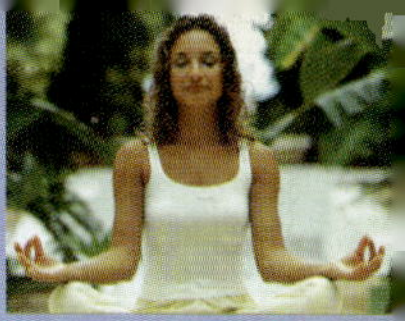

für Muskel die Anspannung bewusst lösen. Richten Sie nun Ihre Aufmerksamkeit Ausatmung um Ausatmung auf das Becken, den Bauch, den Brustkorb, die Leibesmitte, den Rücken und die Wirbelsäule. Entspannen Sie auf diese Weise auch die Hände, die Unterarme, die Oberarme, die Schultern, den Nacken und die Kehle.

Besonders konzentriert sollten Sie sich um die Muskeln an Ihrem Kopf kümmern. Lassen Sie los und entspannen Sie Ausatmung um Ausatmung den Unterkiefer, das Kinn, die Lippen, die Zunge, die Wangen, die Nase, die Augen, die Ohren, die Stirn, die Kopfhaut, die Haare.

Nun ist Ihr ganzer Körper entspannt, alles ist losgelassen. Richten Sie Ihre Konzentration für einige Zeit auf den frei fließenden Atem und die Lockerheit Ihres Körpers. Lösen Sie Ihre Gedanken von belastenden Inhalten und erleben Sie die Yoga-Tiefentspannung.

Um Ihre Entspannung zu beenden, atmen Sie einige Male lang und kräftig aus. Atmen Sie ein, heben Sie Ihre Arme über den Kopf und strecken Sie sich genüsslich von Kopf bis Fuß. Legen Sie die Arme wieder neben den Körper und richten Sie sich über die Seite auf. Wenn Sie jetzt in den Spiegel schauen, werden Sie sich wundern, wie Ihre Augen strahlen.

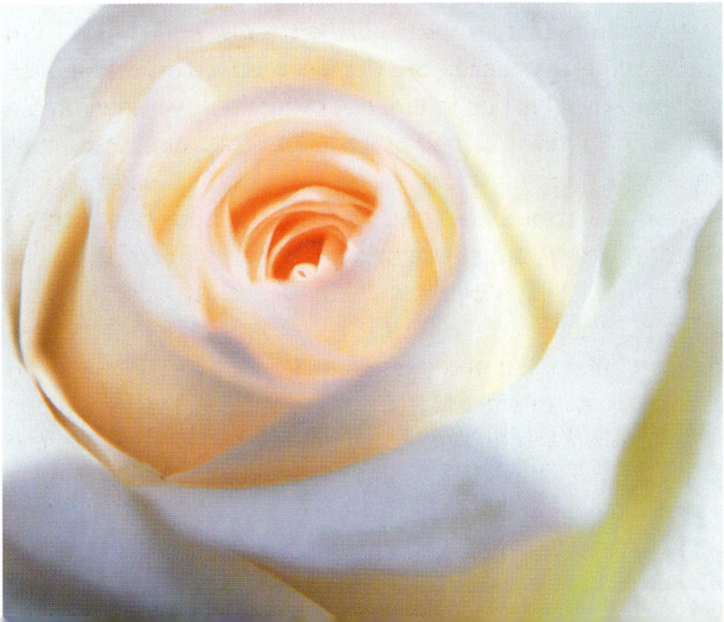

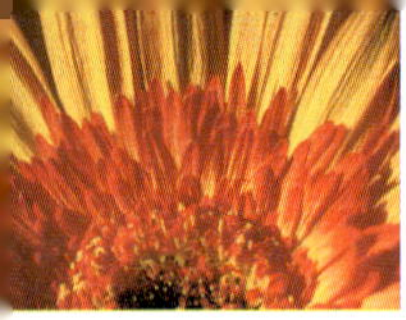

REGISTER